临床护理实践与操作

吴林林 李 腾 陆 荣 解亚龙 李婷婷 随家玉 主编

甘肃科学技术出版社

甘肃·兰州

图书在版编目（CIP）数据

临床护理实践与操作 / 吴林林等主编 .-- 兰州：
甘肃科学技术出版社，2024.12. -- ISBN 978-7-5424
-3278-0

Ⅰ．R47

中国国家版本馆 CIP 数据核字第 2024HK1294 号

临床护理实践与操作

吴林林　李　腾　陆　荣　解亚龙　李婷婷　随家玉　主编

责任编辑　李丹清
封面设计　文峰天下

出　　版　甘肃科学技术出版社
社　　址　兰州市城关区曹家巷 1 号　　　　730030
电　　话　0931-2131570（编辑部）　　　0931-8773237（发行部）

发　　行　甘肃科学技术出版社　　　印　刷　固安兰星球彩色印刷有限公司
开　　本　787 毫米 ×1092 毫米　1/16　　印　张　17　　　字　数　240 千
版　　次　2024 年 12 月第 1 版
印　　次　2024 年 12 月第 1 次印刷
印　　数　1~1000
书　　号　ISBN 978-7-5424-3278-0　　　定　价　148.00 元

前　言

医疗卫生事业日新月异的今天，护理工作作为医疗体系中不可或缺的一环，其重要性日益凸显。护理不仅是患者康复的助力器，更是医疗质量与安全的重要保障。《临床护理实践与操作》一书的出版，正是基于这样的时代背景，旨在为广大临床护士提供一本集科学性、新颖性、实用性于一体的护理指南。

本书精心编纂，覆盖了基础护理、内科护理、外科护理、妇产科护理等多个方面，系统阐述了临床常见病护理操作的关键技能与护理健康教育的重要性。我们深知，随着医疗技术的飞速发展，护理工作也需紧跟时代步伐，不断创新与提升。因此，本书特别注重融入最新的医疗技术、救护理念和护理措施，确保内容的前沿性和指导性。

值得一提的是，本书在编写过程中，充分借鉴了国内外医疗护理技术的最新进展和现代医学的发展要求，力求做到内容科学新颖、重点突出、临床实用性强。我们相信，这本书的出版，不仅能为广大临床护士提供一份宝贵的参考资料，更能在一定程度上推动中国护理事业的进步与发展。

此外，我们还希望本书能够激发更多护理工作者对专业知识的渴求和对护理工作的热爱。护理工作虽然平凡，但却充满了挑战与机遇。每一位护士都是患者康复路上的重要伙伴，他们的专业技能和人文关怀将直接影响到患者的治疗效果和生命质量。因此，我们鼓励广大护士朋友不断学习、不断进步，为患者提供更加优质、高效的护理服务。

目 录

第一章　常见症状护理

第一节　高热患者护理

【评估】

1.病情评估：

（1）体温、脉搏、呼吸、血压及意识变化。

（2）发热特点与热型。

（3）临床表现与伴随症状。

（4）出入液量平衡及营养状况。

2.心理状况。

3.自理能力。

【护理】

1.按上述评估中所列各项观察病情变化。

2.卧床休息，意识异常者应加用床档以确保安全。

3.保持室内空气新鲜及适宜的温、湿度，并注意为患者保暖。

4.给予生活上的帮助。

5.做好口腔护理，保持皮肤清洁，及时更换内衣及被单。

6.测量体温、脉搏、呼吸，每4h1次，体温突然升高或降低时应随时测量。根据病情测量血压及观察意识状态并做好记录。

7.体温在39℃以上时，可给予物理降温。30min后再次测量体温，并记录在体温单上。

8.体温骤降并伴有大汗时，应及时补充水分，注意血压变化。

9.针对临床表现及伴随症状给予相应护理或按医嘱处理。

10.按医嘱给予易消化的流质或半流质饮食，鼓励多饮水，需要时应记录出入量。

11.按医嘱执行原发病和降温治疗并观察降温效果。

12.做好心理护理，帮助患者克服急躁与不安情绪，安心接受治疗。

第二节　呼吸困难患者护理

【评估】

1.病情评估：

（1）呼吸频率、节律、深浅度的改变。

（2）体温、脉搏、血压及神志变化。

（3）呼吸困难的类型及临床表现。

（4）呼吸困难的伴随症状。

2.心理状况。

3.自理能力。

【护理】

1.按上述评估中所列各项观察病情变化。

2.取半坐位或端坐位。意识异常者应加用床档以确保安全。

3.根据病情做好所需的基础护理。

4.按时测量呼吸、脉搏、体温和血压。

5.根据不同病因和缺氧程度，按医嘱给予适当的吸氧方式和不同浓度的氧吸入。

6.保持呼吸道通畅，包括及时清除呼吸道分泌物、按时为患者叩背、帮助做有效咳嗽、咳痰等。

7.鼓励多饮水，防止痰液黏稠不易咳出而加重呼吸困难。

8.针对临床表现及伴随症状给予相应护理或按医嘱处理。

9.按医嘱给予高蛋白、高热量、低脂肪、易消化、富含维生素的饮食，应缓慢进食以防止食物误吸。

10.按医嘱及时留送血气监测的标本。

11.针对患者紧张、焦虑、恐惧心理给予耐心解释与安慰，使之有安全感，消除不良情绪，保持安静，以减少体内氧的消耗，减轻呼吸困难。

第三节　意识障碍患者护理

【评估】

1.体温、脉搏、呼吸、血压的变化。

2.意识障碍的程度。

3.瞳孔大小及对光反射的改变。

4.言语反应、肢体随意运动、对疼痛刺激的反应、吞咽反射、角膜反射等临床表现。

【护理】

1.按上述评估中所列各项观察病情变化。

2.取侧卧位，对躁动不安者须加用床档，必要时应用约束带适当限制肢体活动，以防坠床。

3.做好基础护理，包括口腔、头发、皮肤的护理及保持床单整洁。

4.按时测量体温、脉搏、呼吸和血压。

5.对昏迷者可应用格拉斯哥昏迷评分法（GCS），即根据患者睁眼、言语、运动等三方面对刺激的不同反应给予打分，计分范围为3～15分，当格拉斯哥指数迅速下降时应及时向医生报告。

6.随时吸除口腔和气管内的分泌物，舌后坠者应及时用舌钳牵出，以保持呼吸道通畅。

7.预防并发症，如肺炎、口腔炎、角膜损伤、尿路感染及压疮。

8.防止损伤，如热水袋烫伤、舌咬伤及异物误入气管内。意识障碍患者禁用热水袋。

9.加强排尿与排便的护理，如尿潴留者可按医嘱采用间歇导尿或留置尿管并行膀胱冲洗。3d未排便者，按医嘱给予处理，必要时将粪便抠出。对于排尿及排便失禁者须保持会阴部及床单的清洁与干燥。

10.长期昏迷者应定时做肢体被动活动，保持肢体良肢位，以预防肢体肌肉萎缩、关节僵直和足下垂。

11.根据患者意识障碍的不同程度进行相应的意识恢复训练。

12.根据病情需要填写护理记录单，记录出入量、生命体征、病情变化、临时治疗与护理措施，并按时做小结或总结。

第四节　疼痛患者护理

【评估】

1.病情评估：

（1）疼痛时的生命体征变化、体位、临床表现及伴随症状。

（2）疼痛的原因、部位、性质及程度。

（3）疼痛的起始时间、持续时间及停止时间。

（4）疼痛发作的规律性、痛点有无转移和放射。

（5）疼痛缓解的方式。

2.心理状况。

3.自理能力。

【护理】

1.按上述评估中所列各项观察病情变化。

2.适当变换体位，以缓解疼痛。

3.根据病情做好所需的基础护理。

4.患者感到疼痛时应尽早实施祛除或缓解疼痛的措施，如按医嘱给予止痛治疗、按摩体表某一部位或相关穴位。

5.如出现突发性剧痛，应密切观察，及时向医生报告并协助处理。

6.创造安静、舒适的环境，以增强药物的镇痛作用。

7.针对临床表现及伴随症状给予相应护理或按医嘱处理。

8.及时评价和记录各项止痛措施的效果。

9.观察止痛药物的不良反应，尤其应注意长期应用止痛药后不良反应的发生。

10.按医嘱给予适当的饮食。

11.做好心理护理

（1）稳定患者情绪，分散其对疼痛的注意力，消除紧张、恐惧心理。

（2）告诉患者疼痛的原因和自我克制疼痛的方法，增强战胜疼痛的信心。

（3）对心因性疼痛者，可采用言语诱导、安慰强化等措施，诱导其在治疗后产生疼痛消失感。

第五节 恶心与呕吐患者护理

【评估】

1.病情评估：

（1）生命体征。

（2）呕吐发生的时间与次数。

（3）呕吐物的性状、气味、颜色及量。

（4）呕吐时的临床表现及伴随症状。

2.心理状况。

3.自理能力。

【护理】

1.按上述评估中所列各项观察病情变化。

2.患者取半卧位或坐位，饭后2h内避免平卧位。

3.平卧位患者呕吐时应头偏向一侧，以防呕吐物吸入气管内。

4.保持病室环境清洁、空气清新。

5.加强口腔护理，保持口腔清洁。

6.对体弱于卧床者应做好所需的基础护理。

7.指导患者进行缓慢的深呼吸，并做吞咽动作，以抑制呕吐反应。

8.注意观察患者有无水、电解质紊乱的临床表现。

9.针对临床表现及伴随症状给予相应护理或按医嘱处理。

10.必要时记录出入量。

11.按医嘱给予止吐药物及其他相应治疗，注意观察疗效。

12.鼓励患者保持情绪稳定，积极配合治疗。

第六节 腹泻患者护理

【评估】

1.病情评估：

（1）生命体征。

（2）大便次数、形状、性质、颜色、气味和量。

（3）临床表现与伴随症状。

2.心理状况。

3.自理能力。

【护理】

1.按上述评估中所列各项观察病情变化。

2.体弱者应卧床休息。

3.做好所需的基础护理。

4.做好患者肛门周围皮肤的护理，保持会阴部皮肤的清洁与干燥。

5.做好患者的食具、便器、排泄物及呕吐物的消毒，严防交叉感染。

6.对大量腹泻者，应观察有无脱水、电解质紊乱及代谢性酸中毒等临床表现，必要时应记录出入量。

7.对长期腹泻者，应观察是否出现体重减轻、贫血以及营养不良性水肿等临床表现。

8.腹痛时可按医嘱给予解痉药物或做腹部热敷。对其他临床表现及伴随症状也应给予相应护理或按医嘱处理。

9.按医嘱给予易消化、纤维素含量少的流食、半流食或软饭，宜少量多餐，鼓励多饮水，病情需要时可饮用含钾、钠的饮料。

10.注意观察药物治疗的疗效，对输液治疗者应密切观察有无输液反应。

11.需做粪便检验者，要留取新鲜粪便并及时送检。

12.鼓励患者保持情绪稳定，积极配合治疗。

第二章 生命体征的评估与护理

生命体征是体温、脉搏、呼吸和血压的总称。生命体征受大脑皮质控制，是机体内在活动的一种客观反映，是衡量机体身心状况的可靠指标。正常人生命体征在一定范围内相对稳定，变化很小。而在病理情况下，其变化极其敏感。护理人员通过认真仔细地观察生命体征，可了解机体重要脏器的功能活动情况，了解疾病的发生、发展及转归，为预防、诊断、治疗、护理提供依据。因此，掌握生命体征的观察和护理方法是临床护理中极为重要的内容之一。

第一节 体温的评估与护理

体温（body temperature）也称体核温度（core temperature），是指身体内部胸腔、腹腔和中枢神经的温度（其特点是相对稳定且较皮肤温度高）。皮肤温度也称体表温度（shell temperature），可受环境温度和衣着情况的影响且低于体核温度。

一、正常体温的生理变化

（一）体温的形成

体温是由三大营养物质糖类、脂肪、蛋白质氧化分解而产生。三大营养物质在体内氧化时所释放的能量，其总量的50%以上迅速转化为热量，以维持体温，并且不断地散发到体外。其余不足50%的能量贮存于三磷酸腺苷（ATP）内，供机体利用，最终仍转化为热量散发到体外。

（二）产热与散热

1.产热过程

机体的产热过程是细胞新陈代谢的过程。人体以化学方式产热。人体主要的产热器官是肝脏和骨骼肌，产生热量的主要因素有食物氧化、骨骼肌运动、交感神经兴奋、甲状腺素分泌增多等。

2.散热过程

人体以物理方式散热。人体最主要的散热器官是皮肤，呼吸、排尿、排粪也散发部分热量。人体的散热方式主要有辐射、传导、对流、蒸发4种。

（1）辐射（radiation） 指热由一个物体表面通过电磁波的形式传至另一个与它不接触物体表面的一种方式。它是人体安静状态下处于气温较低环境中主要的散热形式。辐射散热量同皮肤与外界环境的温度差及机体有效辐射面积等有关。

（2）传导（conduction）和对流（convection） 传导是机体的热量直接传给同它接触的温度较低的物体的一种散热方式。传导散热量取决于所接触物体的导热性能，由于水的导热性能好，临床上采用冰袋、冰帽、冰（凉）水湿敷为高热患者物理降温，就是利用传导散热的原理。对流是传导散热的一种特殊形式，是指通过气体或液体的流动来交换热量的一种散热方式。对流散热量受气体或液体流动速度的影响，它们之间成正比关系。

（3）蒸发 由液态转变为气态，同时带走大量热量的一种散热方式。蒸发散热有不显汗、发汗两种形式。临床上对高热患者采用乙醇擦浴方法，通过乙醇的蒸发，起到降温作用。当外界温度低于人体皮肤温度时，机体大部分热量可通过辐射、传导、对流及部分蒸发方式散发，当外界温度等于或高于人体皮肤温度时，蒸发就成为人体唯一的散热形式。

（三）体温调节

体温调节包括自主性（生理性）体温调节和行为性体温调节两种方式。自主性体温调节是在下丘脑体温调节中枢控制下，机体受内外环境温度刺激，通过一系列生理反应，调节机体的产热和散热，使体温保持相对恒定的体温调节方式。行为性体温调节是人类有意识的行为活动，通过机体在不同环境中的姿势和行为改变而达到目的。因此，行为性体温调节是以自主性体温调节为基础的，是对自主性体温调节的补充。通常意义上的体温调节是指自主性体温调节，其方式是：

1.温度感受器

（1）外周温度感受器　为游离的神经末梢，分布于皮肤、黏膜和内脏中，包括热感受器和冷感受器，它们分别可将热或冷的信息传向中枢。

（2）中枢温度感受器　存在于中枢神经系统内，对温度变化敏感的神经元称为中枢温度感受器。中枢温度感受器分布于下丘脑、脑干网状结构、脊髓等部位，包括热敏神经元和冷敏神经元，可将热或冷的刺激传入中枢。

2.体温调节中枢

体温调节中枢位于下丘脑，下丘脑前部和后部的功能各有不同。

（1）下丘脑前部　为散热中枢，散热中枢兴奋可加速体热的散发。其生理作用有：①血管扩张，增加皮肤表面的血流量，使热量经辐射方式散失。②增加出汗和加速呼吸，通过水分子蒸发达到散热目的。③降低细胞代谢，减少产热。④减少肌肉活动，防止产热过多。

（2）下丘脑后部　为产热中枢，产热中枢兴奋可加速机体的产热。其生理作用有：①血管收缩，减少辐射散热。②减少出汗，通过交感神经直接抑制汗腺活动。③提高组织代谢率，通过交感神经系统刺激肾上腺髓质，使肾上腺素分泌增加，从而增加组织的氧化率。④寒战，增加产热。

（四）正常体温及其生理变动

1.正常体温

由于体核温度不易测试，临床上常以口腔、直肠、腋窝等处的温度来代表体温。在3种测量方法中，直肠温度最接近于人体深部温度，而日常工作中，采用口腔、腋窝温度测量更为常见、方便。

2.生理变动

体温可随昼夜、年龄、性别、活动、药物等出现生理性波动，但波动的范围很小，一般不超过0.5～1.0℃。

（1）昼夜差异　正常人体温在24h内呈周期性波动，清晨2：00～6：00时最低，午后14：00～20：00时最高。这种规律性的变化与机体昼夜活动的生物节律有关，因而使机体的代谢、血液循环、呼吸功能等发生相应的周期性变化。

（2）年龄差异　不同年龄基础代谢水平不同，体温也不同。婴幼儿体温略高于成年人，老年人又略低于成年人。新生儿尤其是早产儿，由于体温调节功能尚未发育完善，调节功能差，因而其体温易受环境温度的影响而变化，因此对新生儿应做好防寒保暖护理。

（3）性别差异　女性体温平均比男性高0.3℃，而且女性的基础体温随月经周期出现规律性的变化，即排卵后体温上升，这与体内孕激素水平周期性变化有关，孕激素具有升高体温的作用。

（4）肌肉活动　剧烈肌肉活动（劳动或运动）可使骨骼肌紧张并强烈收缩，产热增加，导致体温升高。临床上测量体温应在患者安静状态下进行，小儿测温时应防止哭闹。

（5）药物影响　麻醉药物可抑制体温调节中枢或影响传入路径的活动并能扩张血管，增加散热，降低机体对寒冷环境的适应能力。因此，对手术患者术中、术后应注意保暖。此外，情绪激动、紧张、进食、环境温度的变化等都会对体温有影响，在测量体温时，应加以考虑。

二、体温评估

（一）体温过高

体温过高又称发热。发热是指机体在致热原的作用下使体温调节中枢的调定点上移而引起的调节性体温升高。一般而言，当腋下温度超过37℃或口腔温度超过37.5℃，一昼夜体温波动在10℃以上可称为发热。发热原因甚多，根据致热原的性质和来源不同，可以分为感染性发热和非感染性发热两类。感染性发热较多见，主要由病原体引起；非感染性发热由病原体以外的各种物质引起，目前越来越引起人们的重视。

1.发热程度的判断

以口腔温度为例，发热程度可划分为低热：37.3～38.0℃、中等热：38.1～39.0℃、高热：39.1～41.0℃、超高热：41.0℃以上。

2.发热过程及症状

一般发热包括3个时期：

（1）体温上升期　此期特点是产热大于散热，体温上升可有骤升和渐升两种方式。骤升是体温突然升高，在数小时内升至高峰，多见于肺炎球菌肺炎、疟疾等。渐升是指体温逐渐上升，多见于伤寒等。主要表现是皮肤苍白、畏寒、寒战、皮肤干燥。

（2）高热持续期　此期特点是产热和散热在较高水平上趋于平衡，主要表现是皮肤潮红、灼热，口唇、皮肤干燥，呼吸深而快，心率加快，头痛、头晕、食欲不振、全身不适、软弱无力。

（3）退热期　此期特点是散热大于产热，体温恢复至正常水平。退热方式可有骤退和渐退两种。对于骤退型者由于大量出汗，体液大量丧失，易出现血压下降、脉搏细速、四肢厥冷等虚脱或休克现象。护理中应加强观察。主要表现是皮肤潮湿、大量出汗。

3. 热型

各种体温曲线的形态称为热型。某些发热性疾病具有独特的热型，加强观察有助于对疾病的诊断。但须注意，由于目前抗生素的广泛使用（包括滥用）或由于应用（包括不适当使用）解热药、肾上腺皮质激素等，使热型变为不典型。

（1）稽留热（continued fever）　体温持续在39～40℃，达数天或数月，24 h波动范围不超过1℃。多见于肺炎球菌性肺炎、伤寒等。

（2）弛张热（remittent fever）　体温在39℃以上，24 h内温差达1℃以上，体温最低时仍高于正常水平。多见于败血症、风湿热、化脓性疾病等。

（3）间歇热（intermittent fever）　体温骤然升高至39℃以上，持续数小时或更长，然后下降至正常或正常以下，经过一个间歇，又反复发作，即高热期和无热期交替出现。见于疟疾等。

（4）不规则热（irregular fever）　发热无一定规律，且持续时间不定。见于流行性感冒、癌性发热等。

4. 伴随症状

（1）寒战　发热前有明显寒战，多见于化脓性细菌感染，如肺炎球菌性肺炎、败血症、急性胆囊炎、急性肾盂肾炎等。

（2）淋巴结肿大　局部淋巴结肿大提示局部有急性炎症，如口、咽部感染常有颌下淋巴结肿大。全身性淋巴结肿大要排除淋巴瘤、急性淋巴细胞性白血病等。

（3）出血现象　常见于重症感染及血液病。前者包括流行性出血热、败血症等，后者包括白血病、急性再生障碍性贫血等。

（4）肝、脾肿大　见于传染性单核细胞增多症、白血病、疟疾、肝胆道感染等。

（5）结膜充血　见于流行性出血热、斑疹伤寒等。

（6）单纯疱疹　见于肺炎球菌性肺炎、流行性脑脊髓膜炎等。

（7）关节肿痛　见于风湿热、败血症等。

（8）意识障碍　头痛和抽搐，见于中枢神经系统感染。

（二）体温过低

体温低于正常称为体温过低（hypothermia）。

1.原因

（1）散热过多　长时间暴露在低温环境中，使机体散热过多、过快；在寒冷环境中大量饮酒，使血管过度扩张而散失热量。

（2）产热减少　重度营养不良、极度衰竭，使机体产热减少。

（3）体温调节中枢受损　中枢神经系统功能不良，如颅脑外伤、脊髓受损；药物中毒，如麻醉剂、镇静剂；重症疾病，如败血症、大出血。

2.分期

（1）轻度：32～35℃。

（2）中度：30～32℃。

（3）重度：＜30℃瞳孔散大，对光反射消失。

（4）致死温度：23～25℃。

3.症状

发抖，血压降低，心跳、呼吸频率减慢，皮肤苍白、冰冷，躁动不安，嗜睡，意识紊乱。晚期可能出现昏迷。

三、护理措施

（一）体温计种类与构造

1.水银体温计

水银体温计又称玻璃体温计，分为口表、肛表、腋下表3种，它是一根真空毛细管外带有刻度的玻璃管，口表和肛表的玻璃管似三棱镜状，腋表的玻璃管呈扁平状。玻璃管末端的球部装有水银，肛表和腋表的球部较细长，有助于测温时扩大接触面。肛表的球部较粗短，可防止插入肛门时折断或损伤黏膜。体温表毛细管的下端和球部之间有一狭窄部分，电子感温探头测温，使水银遇热膨胀后不能自动回缩，从而保证体温测试值的正确性。

2.电子感温探头测温

测得的温度直接由数字显示，直观读数，测温准确，灵敏度高。有医院用电子体温计和个人用电子体温计两种。医院用电子体温计只需将探头放入外套内，外套使用后丢弃，能防止交叉感染；个人用电子体温计，其形状如钢笔，方便携带。

3.可弃式体温计

可弃式体温计为单次使用的体温计，其构造为一含有对热敏感的化学指示点薄片，测温时点状薄片即随机体的温度而变色，当颜色点从白色变成蓝色，最后的蓝点位置即为所测温度。

（二）体温计检查法

在使用新体温计前或定期消毒体温计后，应对体温计进行核对，检查其准确性。方法：将全部体温计的水银柱甩至35℃以下，于同一时间放入已测好的40℃以下的水中，3min后取出检视。凡误差在0.2℃以上或玻璃管有裂痕者，不能再使用。合格体温计用纱布擦干，放入容器内备用。

（三）体温测量

【目的】

1.判断体温有无异常。

2.动态监测体温变化，分析热型及伴随症状。

3.协助诊断，为预防、治疗、康复、护理提供依据。

【评估】

1.患者年龄、病情、意识、治疗等情况。

2.是否存在影响体温测量准确性的因素。

3.患者的心理状态、合作程度。

【计划】

1.用物准备

包括：①清洁罐（盒）内备已消毒的体温计，另备一罐（盒）放测温后的体温计、消毒液纱布。②表（有秒针）、记录本、笔。③若测肛温，另备润滑油、棉签、卫生纸。

2．患者准备

体位舒适，情绪稳定。测温前若有下列活动，如运动、进食、冷热饮、冷热敷、洗澡、坐浴、灌肠等活动应休息30min后再测量。

3．环境准备

环境整洁、安静、安全。

4．健康教育

患者和患者家属了解体温监测的重要性，学会正确测量体温、检视体温的方法，能进行动态观察；避免影响体温测量准确性的因素；提供体温过高、体温过低的护理指导，增强自我护理能力。

【评价】

1．患者理解测量体温的目的，愿意配合。

2．测量结果准确。

3．患者知晓体温正常值及测量过程中的注意事项。

4．测量过程中无意外发生，患者有安全感、舒适感。

（四）体温过高的护理措施

1．降低体温

可选用物理降温或药物降温方法。

（1）物理降温有局部和全身冷疗两种方法：①局部冷疗：采用冷毛巾、冰袋、化学制冷袋，通过传导方式散热。②全身冷疗：可采用温水擦浴、乙醇擦浴方式，达到降温目的。

（2）药物降温是通过机体的蒸发散热而达到降温目的，使用时应注意药物的剂量，尤其对年老体弱及心血管疾病者应防止出现虚脱或休克现象。实施降温措施30min后应测量体温。

2．加强病情观察

（1）生命体征　定时测体温，一般每日测量4次，高热时应每4h测量1次，待体温恢复正常3d后，改为每日1～2次。注意发热类型、程度及经过，及时观察呼吸、脉搏和血压的变化。

（2）伴随症状　是否出现及其程度。

（3）原因及诱因有无解除　发热主要由于感染或非感染因素引起，临床上多见于感染性发热。发热的诱因可有受寒、饮食不洁、过度疲劳，服用某些药物（如抗肿瘤药物、免疫抑制剂、抗生素等），老人、婴幼儿、术后患者等。

（4）治疗效果　比较治疗前后全身症状及实验室检查结果。

（5）观察饮水量、饮食摄取量、尿量及体重变化。

3.补充营养和水分

给予高热量、高蛋白、高维生素、易消化的流质或半流质食物。注意食物的色、香、味，鼓励少量多餐，以补充高热的消耗，提高机体的抵抗力。鼓励患者多饮水，以每日3000 mL为宜，以补充高热消耗的大量水分，并促进毒素和代谢产物的排出。

4.促进患者舒适

（1）休息　休息可减少能量的消耗，有利于机体康复。高热者绝对卧床休息，低热者可酌情减少活动，适当休息，提供患者合适的休息环境，如室温适宜、环境安静、空气流通。

（2）口腔护理　发热时由于唾液分泌减少，口腔黏膜干燥，且抵抗力下降，有利于病原体生长、繁殖，易出现口腔感染。应在晨起、餐后、睡前协助患者漱口，保持口腔清洁。

（3）皮肤护理　退热期，往往大量出汗，应随时揩干汗液，更换衣服和床单，防止受凉，保持皮肤的清洁、干燥。对长期持续高热者，应协助其改变体位，防止压疮、肺炎等并发症出现。

5.心理护理

体温上升期，患者可能突然出现发冷、发抖、面色苍白，并伴有紧张、不安、害怕等心理反应。护理中应经常探视患者，耐心解答各种问题，尽量满足患者的需要，给予精神安慰。高热持续期，应注意尽量解除高热带来的身心不适，合理处理患者的要求。退热期，满足患者舒适的心理需求，注意清洁卫生，及时补充营养。

（五）体温过低的护理措施

1.环境温度

提供合适的环境温度，维持室温在22~24℃。

2.保暖措施

给予毛毯、棉被、电热毯、热水袋，添加衣服，防止体热散失，给予热饮，提高机体温度。

3.加强监测

生命体征观察，持续监测体温的变化，至少每小时测量1次，直至体温恢复至正常且稳定，注意呼吸、脉搏、血压的变化。

4.病因治疗

去除引起体温过低的原因，使体温恢复正常。

5.积极宣教

教会患者避免导致体温过低的因素，如营养不良、衣服穿着过少、供暖设施不足、某些疾病等。

第二节　脉搏的评估与护理

在每个心动周期中，由于心脏的收缩和舒张，动脉内的压力也发生周期性的变化，导致动脉管壁产生有节律的搏动，称为动脉脉搏（arterial pulse），简称脉搏（pulse）。

一、正常脉搏的生理变化

（一）脉搏的形成

心脏窦房结的自律细胞发出兴奋冲动，传至心脏各部，致使心脏收缩。当心脏收缩时，左心室将血液射入主动脉，主动脉内压力骤然升高，动脉管壁随之扩张。当心脏舒张时，动脉管壁弹性回缩。这种动脉管壁随着心脏的舒缩而出现周期性的起伏搏动形成脉搏。

（二）正常脉搏及其生理变动

1.脉率（pulse rate）

脉率是每分钟脉搏搏动的次数（频率）。正常成人在安静状态下脉率为60~100次/分。脉率受诸多因素影响而变动。

（1）年龄 儿童脉率平均约90次/分，随年龄的增长而逐渐降低。老年较慢，平均55~60次/分，到高龄时轻度增加。

（2）性别 女性比男性稍快，通常每分钟相差7~8次。

（3）体形 身材细高者常比矮壮者的脉率慢。因体表面积越大，脉搏越慢。

（4）活动、情绪、运动、兴奋、恐惧、愤怒、焦虑使脉率增快，休息、睡眠则使脉率减慢。

（5）饮食、药物、进食、使用兴奋剂、浓茶或咖啡能使脉率增快，禁食、使用镇静剂、洋地黄类药物能使脉率减慢。正常情况下，脉率和心率是一致的，脉率是心率的指示，当脉率微弱得难以测定时，应测心率。

2.脉律（pulse rhythm）

脉律是指脉搏的节律性。它反映了左心室的收缩情况，正常脉律是跳动均匀规则，间隔时间相等。但正常小儿、青年和一部分成年人中，可见到吸气时增快，呼气时减慢，称为窦性心律不齐，一般无临床意义。

3.脉搏的强弱

脉搏的强弱是触诊时血液流经血管的一种感觉。正常情况下脉搏强弱相同。脉搏的强弱取决于动脉充盈度和周围血管的阻力，即与心搏量和脉压大小有关。

4.动脉壁情况

触诊时可感觉到动脉壁的性质。正常动脉管壁光滑、柔软且有弹性。

二、脉搏评估

（一）脉率异常

1.心动过速（tachycardia）

成人脉率每分钟超过100次，称为心动过速（速脉）。常见于发热、甲状腺功能亢进、心力衰竭、血容量不足等，以增加心排量、满足机体新陈代谢的需要。一般体温每升高1℃，成人脉率约增加10次/min，儿童则增加15次/min。

2.心动过缓（bradycardia）

成人脉率每分钟少于60次，称为心动过缓（缓脉）。常见于颅内压增高、房室传导阻滞、甲状腺功能减退、阻塞性黄疸等。

（二）节律异常

1.间歇脉（intermittent pulse）

在一系列正常规则的脉搏中，出现一次提前而较弱的脉搏，其后有一较正常延长的间歇（代偿间歇），称间歇脉。如每隔1个或2个正常搏动后出现一次期前收缩，则前者称二联律（bigeminy），后者称三联律（trigeminy）。常见于各种器质性心脏病。发生机制是心脏异位起搏点过早地发生冲动而引起的心脏搏动提早出现。

2.脉搏短绌（pulsed eficit）

在单位时间内脉率少于心率，称为脉搏短绌，其特点是心律完全不规则，心率快慢不一，心音强弱不等。发生机制是由于心肌收缩力强弱不等，有些心输出量少的搏动可产生心音，但不能引起周围血管的搏动，造成脉率低于心率，常见于心房纤颤的患者。绌脉越多，心律失常越严重，病情好转，可以消失。

（三）强弱异常

1.洪脉（full pulse）

当心输出量增加，周围动脉阻力较小，动脉充盈度和脉压较大时，则脉搏强而大，称为洪脉。常见于高热、甲状腺功能亢进、主动脉瓣关闭不全等。

2.细脉（small pulse）或丝脉（thready pulse）

当心输出量减少，周围动脉阻力较大，动脉充盈度降低时，脉搏弱而小，扪之如细丝，称细脉。常见于心功能不全、大出血、休克、主动脉瓣狭窄等。

3.交替脉（ahemans pulses）

交替脉指一种节律正常，而强弱交替出现的脉搏。主要由于心室收缩强弱交替出现而引起。为心肌损害的一种表现，常见于高血压心脏病、冠状动脉粥样硬化性心脏病等。

4. 水冲脉（waterhammer pulse）

水冲脉脉搏骤起骤降，急促而有力。主要由于收缩压偏高，舒张压偏低使脉压增大所致。常见于主动脉瓣关闭不全、甲状腺功能亢进等。触诊时，如将患者手臂抬高过头并紧握其手腕掌面，就可感到急促有力的冲击。

5. 重搏脉（dicrotic pulse）

正常脉波在其下降期中有一重复上升的脉波，但较第一波为低，不能触及。在某些病理情况下，此波增高可触及，称重搏脉。发生机制可能与血管紧张度降低有关，当心室舒张早期，主动脉瓣关闭，主动脉内的一部分血液向后冲击已关闭的主动脉瓣，由此产生的冲动使重复上升的脉波增高而被触及。重搏脉常见于伤寒、一些长期热性病和肥厚型梗阻性心肌病。

6. 奇脉（paradoxical pulse）

吸气时脉搏明显减弱或消失称为奇脉。常见于心包积液和缩窄性心包炎，是心包压塞的重要体征之一。奇脉的产生主要与左心室搏出量的变化有关。正常人吸气时肺循环血容量增加，使循环血液向右心的灌注量亦相应地增加，因此肺循环向左心回流的血液量无明显改变。在病理情况下，吸气时肺循环血容量有所增加，但由于心脏受束缚，致体循环向右心回流的血量不能相应地增加，结果使肺静脉血液流入左心室的量较正常时减少，左心室搏出量减少，所以脉搏变弱甚至不能触及。

（四）动脉壁异常

早期动脉硬化，表现为动脉壁变硬，失去弹性，呈条索状。严重时则动脉迂曲甚至有结节。原因为动脉壁的弹力纤维减少，胶原纤维增多，使动脉管壁变硬，呈条索、迂曲状。

三、护理措施

（一）脉搏测量

部位浅表、靠近骨骼的大动脉均可作为测量脉搏的部位。临床上最常选择的诊脉部位是桡动脉。

（二）脉搏测量（以桡动脉为例）

【目的】

1.判断脉搏有无异常。

2.动态监测脉搏变化，间接了解心脏状况。

3.协助诊断，为预防、治疗、康复、护理提供依据。

【评估】

1.患者年龄、病情、治疗等情况。

2.有无影响脉搏测量的因素。

3.患者心理状态、合作程度。

【计划】

1.用物准备

表（有秒针）、记录本、笔，必要时备听诊器。

2.患者准备

包括：①体位舒适，情绪稳定。②测脉搏前如有剧烈运动、紧张、恐惧、哭闹等活动，应休息20~30min后再测量。

3.环境准备

环境整洁、安静、安全。

第三节　血压的评估与护理

血压是血管内流动的血液对血管壁的侧压力，一般所说的血压是指体循环的动脉血压。在一个心动周期中，动脉血压随着心室的收缩和舒张而发生规律性的波动。在心室收缩时，动脉血压上升达到的最高值称为收缩压；在心室舒张末期，动脉血压下降达到的最低值称为舒张压。收缩压与舒张压之差称为脉压。在一个心动周期中，动脉血压的平均值称为平均动脉压。

一、正常血压的生理变化

(一)血压的形成

心血管系统是一个封闭的管道系统,在这个系统中足够量的血液充盈是形成血压的前提,心脏射血和外周阻力是形成血压的基本因素,此外大动脉的弹性对血压的形成也有重要的作用。在心动周期中,心室收缩所释放的能量分为两部分:一部分是动能(推动血液在血管中流动),另一部分是势能(形成对血管壁的侧压,并使主动脉和大动脉管壁扩张)。如果不存在外周阻力,心室收缩释放的能量将全部表现为动能,迅速向外周流失,动脉血压不能形成,只有在存在外周阻力的情况下,左心室射出的血量(每次60~80 mL)仅1/3流向外周,其余2/3暂时储存于主动脉和大动脉内,形成较高的收缩压。心室舒张,主动脉和大动脉管壁弹性回缩,将储存的势能转化为动能,推动血液继续流动,维持一定的舒张压高度。大动脉的弹性对动脉血压的变化有缓冲作用。

(二)影响血压的因素

1.每搏输出量

在心率和外周阻力不变时,如果每搏输出量增大,心脏收缩期射入主动脉的血量增多,收缩压明显升高。由于主动脉和大动脉被扩张的程度大,心脏舒张期弹性回缩力也大,血液向外周流动的速度加快,到心脏舒张末期,大动脉存留的血量增加并不多,舒张压虽有所升高,但程度不大,因而脉压增大。因此,收缩压的大小主要反映每搏输出量的大小。

2.心率

在每搏输出量和外周阻力不变时,心率增快,心脏舒张期缩短,心脏舒张期内流向外周的血量减少,心脏舒张末期主动脉内存留的血量增多,舒张压明显升高。由于动脉血压升高可使血流速度加快,因此心脏收缩期内仍有较多的血液从主动脉流向外周,但收缩压升高不如舒张压明显,因而脉压减小。因此,心率主要影响舒张压。

3.外周阻力

在心输出量不变而外周阻力增大时,心脏舒张期血液向外周流动的速度减慢,心脏舒张末期主动脉中血量增多,舒张压明显升高。在心脏收缩期,由于动脉血压升高使血流速度加快，收缩压的升高不如舒张压明显，脉压减小。因此，舒张压的高低主要反映外周阻力的大小。外周阻力的大小受阻力血管（小动脉和微动脉）口径和血液黏稠度的影响，阻力血管口径变小，血液黏滞度增高，外周阻力则增大。

4.主动脉和大动脉管壁的弹性

大动脉管壁的弹性对血压起缓冲作用。随着年龄的增长，血管中的胶原纤维增生，逐渐取代平滑肌与弹性纤维，以致血管的可扩张性减小收缩压升高，舒张压降低，脉压增大。

5.循环血量和血管容积

正常情况下，循环血量和血管容积相适应，才能保持一定水平的体循环充盈压，正常值约为7mmHg（1mmHg=0.133kPa），它是形成血压的重要前提。如果循环血量减少或血管容积扩大，血压便会下降。

（三）正常值及其生理变化

1.正常血压

测量血压，一般以肱动脉为标准。正常成人安静状态下的血压范围为收缩压90~140mmHg，舒张压60~90mmHg，脉压30~40mmHg。

2.生理变化

（1）年龄　血压随年龄的增长，收缩压和舒张压均有逐渐增高的趋势，但收缩压的升高比舒张压的升高更为显著。

（2）性别　女性在更年期前，血压低于男性，更年期后，血压升高，差别较小。

（3）昼夜和睡眠　通常清晨血压最低，然后逐渐升高，至傍晚血压最高。睡眠不佳血压可稍升高。

（4）环境　寒冷环境，由于末梢血管收缩，血压可略有升高。高温环境，由于皮肤血管扩张，血压可略下降。

（5）体形　高大、肥胖者血压较高。

（6）体位　立位血压高于坐位血压，坐位血压高于卧位血压，这与重力引起的代偿机制有关。对于长期卧床或使用某些降压药物的患者，若由卧位改为立位时可出现头晕、眩晕、血压下降等直立性低血压的表现。

（7）身体不同部位 一般右上肢高于左上肢，其原因是右侧肱动脉来自主动脉弓的第一大分支无名动脉，而左侧肱动脉来自主动脉弓的第三大分支左锁骨下动脉，由于能量消耗右侧血压比左侧高10～20mmHg。下肢血压高于上肢20～40mmHg，其原因和股动脉的管径较肱动脉粗、血流量大有关。此外，情绪激动、紧张、恐惧、兴奋、剧烈运动、吸烟可使血压升高。饮酒、摄盐过多、药物对血压也有影响。正常人的血压波动范围较小，保持相对恒定状态。当血压超过了正常范围即为异常血压。

二、血压评估

1.低血压（hypotension）

血压低于90/60mmHg称为低血压。常见于大量失血、休克、急性心力衰竭等。

2.脉压的变化

（1）脉压增大 常见于主动脉硬化、主动脉瓣关闭不全、动静脉瘘、甲状腺功能亢进。

（2）脉压减小 常见于心包积液、缩窄性心包炎、末梢循环衰竭。

三、护理措施

血压测量可分为直接测量血压和间接测量血压两种方法。直接测量血压法精确、可靠，但它属于一种创伤性检查，因而临床上广泛使用血压计间接测量血压。血压计是根据血液通过狭窄的血管形成涡流时发出响声而设计的。测量血压时，是以血压和大气压做比较，用血压高于大气压的数值表示血压的高度。如测得的动脉血压是100mmHg，即表示动脉内血液对血管壁的侧压力比大气压高100mmHg。

（一）血压计种类与构造

1.血压计的种类

血压计主要有水银血压计（立式和台式两种，立式血压计可随意调节高度）、无液血压计、电子血压计3种。

2.血压计的构造

血压计由三部分组成：

（1）加压气球和压力活门。

（2）袖带　为长方形扁平的橡胶袋，长24cm、宽12cm、外层套一48cm长的布袋。小儿袖袋宽度要求为：新生儿长5～10cm，宽2.5～4cm；婴儿长12～13.5cm，宽6～8cm；儿童长17～22.5cm，宽9～10cm。袖袋宽度一定要合适。如袖袋太窄，须加大力量才能阻断动脉血流，测得数值偏高；袖袋太宽，大段血管受阻，测得数值偏低。橡胶袋上有两根橡胶管，一根与加压气球相连，另一根与压力表相通。

（3）血压计

1）水银血压计　又称汞柱血压计。由玻璃管、标尺、水银槽三部分组成。在血压计盒盖内面固定一根玻璃管，管面上标有双刻度（标尺）0～300mmHg，每小格相当于2mmHg，玻璃管上端盖以金属帽与大气相通，玻璃管下端和水银槽（贮有水银60g）相通。水银血压计的优点是测得数值准确可靠，但较笨重且玻璃管部分易破裂。

2）无液血压计　又称弹簧式血压计、压力表式血压计，外形呈圆盘状，正面盘上标有刻度，盘中央有一指针提示血压数值。其优点是携带方便，但可信度差。

3）电子血压计　袖袋内有一换能器，有自动采样、电脑控制、数字运算管功能，可自动启动放气程序，数秒钟内可得到收缩压、舒张压、脉搏数值。其优点是操作方便，不用听诊器，省略放气系统，排除听觉不灵敏、噪声干扰等造成的误差，但准确性较差。

（二）血压测量（以上肢血压测量法为例）

【目的】

1.判断血压有无异常。

2.动态监测血压变化，间接了解循环系统的功能状况。

3.协助诊断，为预防、治疗、康复、护理提供依据。

【评估】

1.患者年龄、病情、治疗等情况。

2.有无影响血压测量的因素。

3.患者心理状态、合作程度。

【计划】

1.用物准备

血压计、听诊器、记录本（体温单）、笔。

2.患者准备

包括：①体位舒适，情绪稳定，愿意合作。②测量前如有吸烟、运动、情绪变化等活动，应休息20～30min后再测量。

3.环境准备

环境整洁、安静、光线充足。

【评价】

1.患者理解测量血压的目的，愿意配合。

2.测量结果准确。

3.患者知晓血压的正常值及测量过程中的注意事项。

4.测量过程中，患者有安全感、舒适感。

第四节　呼吸的评估与护理

一、呼吸生理过程

机体在新陈代谢过程中，需要不断地从外界环境中摄取氧气，并把自身产生的二氧化碳排出体外，这种机体与环境之间进行气体交换的过程，称为呼吸（respiration）。呼吸是维持机体新陈代谢和其他功能活动所必需的基本生理过程之一，一旦呼吸停止，生命也将终结。

（一）呼吸过程

1.外呼吸（external respiration）

外呼吸也称肺呼吸，指外界环境与血液之间在肺部进行的气体交换，包括肺通气和肺换气两个过程。肺通气指通过呼吸运动使肺与外界环境之间的气体交换。肺换气指肺泡与血液之间的气体交换及其交换方式通过分压差扩散，即气体从分压高处向分压低处扩散。如肺泡内氧分压高于静脉血氧分压，而二氧化碳分压则低于静脉血的二氧化碳分压。交换的结果静脉血变成动脉血，肺循环毛细血管的血液不断地从肺泡中获得氧，释放出二氧化碳。

2.气体运输（gas transport）

通过血液循环将氧由肺运送到组织细胞，同时将二氧化碳由组织细胞运送到肺。

3.内呼吸（internal respiration）

内呼吸也称组织呼吸，即组织换气，指血液与组织细胞之间的气体交换。交换方式同肺换气，交换的结果动脉血变成静脉血，体循环毛细血管的血液不断地从组织中获得二氧化碳，放出氧气。

（二）呼吸调节

1.呼吸中枢

呼吸中枢是指中枢神经系统内产生和调节呼吸运动的神经细胞群，它们分布于脊髓、延髓、脑桥、间脑、大脑皮质等部位，在呼吸运动调节过程中，各级中枢发挥各自不同的作用，相互协调和制约。延髓和脑桥是产生基本呼吸节律性的部位，大脑皮质可随意控制呼吸运动。

2.呼吸的反射性调节

（1）肺牵张反射　由肺的扩张和缩小所引起的吸气抑制和兴奋的反射，称肺牵张反射，又称黑-伯反射。即当肺扩张时可引起吸气动作的抑制而产生呼气，当肺缩小时可引起呼气动作的终止而产生吸气。它是一种负反馈调节机制，其生理意义是使吸气不致过长、过深，促使吸气转为呼气。它与脑桥呼吸调节中枢共同调节着呼吸的频率和深度。

（2）呼吸肌本体感受性反射　指呼吸肌本体感受器传入冲动引起的反射性呼吸变化。呼吸肌本体感受性反射参与正常呼吸运动的调节，尤其在呼吸肌负荷增加时作用更大，即呼吸肌负荷增加，呼吸运动也相应地增强。

（3）防御性呼吸反射　包括咳嗽反射（coughre flex）和喷嚏反射（sneezere flex）。喉、气管和支气管黏膜上皮的感受器受到机械或化学刺激时，可引起咳嗽反射。鼻黏膜受到刺激时，可引起喷嚏反射，以达到排除呼吸道刺激物和异物的目的。因此，它们是对机体有保护作用的呼吸反射。

（三）正常呼吸及其生理变化

1.正常呼吸

正常成人安静状态下呼吸频率为16～18次/min，节律规则，呼吸运动均匀无声且不费力。呼吸与脉搏的比例为1：4。男性及儿童以腹式呼吸为主，女性以胸式呼吸为主。

2.生理变化

（1）年龄 年龄越小，呼吸频率越快，如新生儿呼吸频率约为44次/min。

（2）性别 同年龄的女性呼吸比男性稍快。

（3）活动 剧烈运动可使呼吸加深加快，休息和睡眠时呼吸减慢。

（4）情绪 强烈的情绪变化，如紧张、恐惧、愤怒、悲伤、害怕等刺激呼吸中枢，引起呼吸加快或屏气。

（5）血压 血压大幅度变动时，可以反射性影响呼吸，血压升高，呼吸减慢变弱；血压降低，呼吸加快加强。

（6）其他 环境温度升高，可使呼吸加深加快。

二、呼吸评估

（一）频率异常

1.呼吸过速

呼吸频率超过24次/min称为呼吸增快，也称气促。见于发热、疼痛、甲状腺功能亢进等。一般体温每升高10℃，呼吸频率增加3～4次/min。

2.呼吸过缓

呼吸频率低于12次/min，称为呼吸减慢。见于颅内压增高、巴比妥类药物中毒等。

（二）深度异常

1.深度呼吸

深度呼吸又称库斯莫（Kussnlaul's）呼吸，是一种深而规则的大呼吸。见于糖尿病酮症酸中毒和尿毒症酸中毒等，以便排出较多的二氧化碳调节血液中的酸碱平衡。

2.浅快呼吸

浅快呼吸是一种浅表而不规则的呼吸，有时呈叹息样。可见于呼吸肌麻痹、某些肺与胸膜疾病，也可见于濒死的患者。

（三）节律异常

1.潮式呼吸

潮式呼吸又称陈－施呼吸，是一种呼吸由浅慢逐渐变为深快，然后再由深快转为浅慢，再经一段呼吸暂停（5～30s）后，又开始重复以上的周期性变化，其形态就如潮水起伏。潮式呼吸的周期可长达0.5～2min。多见于中枢神经系统疾病，如脑炎、脑膜炎、颅内压增高及巴比妥类药物中毒。产生机制是由于呼吸中枢的兴奋性降低，只有当缺氧严重，二氧化碳积聚到一定程度，才能刺激呼吸中枢，使呼吸恢复或加强，当积聚的二氧化碳呼出后，呼吸中枢又失去有效的兴奋，呼吸又再次减弱继而暂停，从而形成了周期性变化。

2.间断呼吸

间断呼吸又称比奥呼吸，表现为有规律地呼吸几次后，突然停止呼吸，间隔一个短时间后又开始呼吸，如此反复交替，即呼吸和呼吸暂停现象交替出现。其产生机制同潮式呼吸，但比潮式呼吸更为严重，预后更为不良，常在临终前发生。

（四）声音异常

1.蝉鸣样呼吸

蝉鸣样呼吸表现为吸气时产生一种极高的似蝉鸣样音响。产生机制是由于声带附近阻塞，使空气吸入发生困难，常见于喉头水肿、喉头异物等。

2.鼾声呼吸

鼾声呼吸表现为呼吸时发出一种粗大的鼾声，这是由于气管或支气管内有较多的分泌物积蓄所致，多见于昏迷患者。

（五）形态异常

1.胸式呼吸减弱，腹式呼吸增强

正常女性以胸式呼吸为主。由于肺、胸膜或胸壁的疾病，如肺炎、胸膜炎、肋骨骨折、肋骨神经痛等产生剧烈的疼痛，均可使胸式呼吸减弱腹式呼吸增强。

2.腹式呼吸减弱，胸式呼吸增强

正常男性及儿童以腹式呼吸为主，如由于腹膜炎、大量腹水、肝脾极度肿大、腹腔内巨大肿瘤等，使膈肌下降受限，造成腹式呼吸减弱，胸式呼吸增强。

（六）呼吸困难

呼吸困难（dyspnea）是一个常见的症状及体征，患者主观上感到空气不足，客观上表现为呼吸费力，可出现发绀、鼻翼翕动、端坐呼吸，辅助呼吸肌参与呼吸活动，造成呼吸频率、深度、节律的异常。临床上可分为以下几类。

1.吸气性呼吸困难

其特点是吸气显著困难，吸气时间延长，有明显的三凹征（吸气时胸骨上窝、锁骨上窝、肋间隙出现凹陷，由于上呼吸道部分梗阻，气流不能顺利进入肺，吸气时呼吸肌收缩，肺内负压极度增高所致。常见于气管阻塞、气管异物、喉头水肿等。

2.呼气性呼吸困难

其特点是呼气费力，呼气时间延长。由于下呼吸道部分梗阻，气流呼出不畅所致。常见于支气管哮喘、阻塞性肺气肿。

3.混合性呼吸困难

其特点是吸气、呼气均感费力，呼吸频率增加。由于广泛性肺部病变使呼吸面积减少，影响换气功能所致。常见于重症肺炎、广泛性肺纤维化、大片肺不张、大量胸腔积液等。

三、护理措施

（一）呼吸测量

【目的】

1.判断呼吸有无异常。

2.动态监测呼吸变化，了解患者呼吸功能情况。

3.协助诊断，为预防、治疗、康复、护理提供依据。

【评估】

1.患者年龄、病情、意识、治疗等情况。

2.有无影响呼吸测量的因素。

3.患者心理状态、合作程度。

【计划】

1.用物准备　表（有秒针）、记录本、笔、必要时备棉花。

2.患者准备　①体位舒适，情绪稳定。②保持自然呼吸状态。

3.环境准备　环境整洁、安静、安全。

【实施】

操作步骤　精神放松，具有识别异常呼吸的判断能力，学会自我护理。

【评价】

1.患者理解测量呼吸的目的，愿意配合。

2.测量结果准确。

3.患者知晓呼吸的正常值及测量过程中的注意事项。

（二）清除呼吸道分泌物的护理措施

1.有效咳嗽

咳嗽是一种防御性呼吸反射，可排出呼吸道内的异物、分泌物，具有清洁保护和维护呼吸道通畅的作用。护理人员应加以指导，帮助患者学会有效的咳嗽。实施要点包括患者取坐位或半卧位，屈膝，上身前倾，双手抱膝或在胸部和膝盖上置一枕头用两肋夹紧，深吸气后屏1~3s（有伤口者，护理人员应将双手压在切口的两侧），然后患者腹肌用力及两手抓紧支持物（脚和枕头），用力做爆破性咳嗽，将痰咳出。

2.叩击

用手叩胸背部，借助振动，使分泌物松脱而排出体外。叩击的方法：患者取坐位或侧卧位，操作者将手固定成背隆掌空状态，即手背隆起，手掌中空，手指弯曲，拇指紧靠示指，有节奏地自上而下、由外向内轻轻叩打。边扣边鼓励患者咳嗽。注意不可在裸露的皮肤、肋骨上下、脊柱、乳房等部位扣打。

3.体位引流

置患者于特殊体位将肺与支气管所存积的分泌物，借助重力作用使其流入大气管并咳出体外，称体位引流。主要适用于支气管扩张、肺脓肿等大量脓痰者，可起到重要的治疗作用。对高血压、心力衰竭、高龄、极度衰弱等患者应禁忌。其实施要点：

（1）体位 患者患肺处于高位，其引流的支气管开口向下，便于分泌物顺体位引流而咳出。临床上应根据不同的病变部位采取相应的体位进行引流。

（2）嘱患者间歇深呼吸并尽力咳痰，护理人员轻叩相应部位，提高引流效果。

（3）痰液黏稠不易引流时，可给予蒸气吸入、超声雾化吸入、祛痰药，有利于排出痰液。

（4）时间与次数 每日2~4次，宜选择在空腹时进行，每次15~30min。

（5）监测 ①患者的反应，如出现头晕、面色苍白、出冷汗、血压下降等，应停止引流。②观察引流液的色、质、量，并予以记录，如引流液大量涌出，应防止窒息，如引流液每日小于30min，可停止引流。拍打与体位引流后，随即进行深呼吸和咳嗽，有助于分泌物的排出。

第三章 呼吸内科疾病患者护理

第一节 急性上呼吸道感染患者护理

【评估】

1.病情评估：

（1）生命体征变化。

（2）头痛、咽痛、喷嚏、鼻塞、流涕、咳嗽及咳痰等症状。

（3）有无中耳炎、鼻窦炎等并发症。

2.心理状况。

3.自理能力。

【护理】

1.卧床休息，寒战时应给予保暖。

2.体温超过39℃者按高热患者护理要点执行（详见第一章第一节）。

3.对年老体弱者要加强降温后的病情观察，如血压、脉搏的变化，大量出汗者应防止发生虚脱。

4.给予生活上的帮助，保持内衣及被单的干燥、平整与舒适。

5.按医嘱给予易消化的高热量、高维生素、低脂肪流质或半流质饮食。鼓励患者多饮水，不仅可以补充丢失的水分，而且也有利于毒素的排出。

6.按医嘱执行对症、抗菌治疗等措施。咽痛及声音嘶哑者给予雾化吸入。

【健康指导】

1.使患者了解发病的原因和自我防护的知识。

2.积极接受治疗，避免发生并发症。

3.进行合适的体育锻炼，避免过度疲劳，注意加强营养，提高机体抵抗疾病的能力。

4.避免与流感患者接触。

第二节　急性气管－支气管炎患者护理

【评估】

1.病情评估：

（1）生命体征变化。

（2）有无上呼吸道感染症状。

（3）咳嗽性质和频率。

（4）痰液性状及痰量。

（5）有无胸骨后闷痛。

2.心理状况。

3.自理能力。

【护理】

1.卧床休息，注意保暖。

2.给予生活上的帮助。

3.按医嘱给予易消化的高热量、高维生素饮食。鼓励多饮水，以补充水分，并利于稀释痰液。

4.按医嘱执行镇咳、祛痰、解痉、抗菌等治疗措施。对刺激性咳嗽者可按医嘱给予生理盐水雾化吸入。

【健康指导】

1.指导患者避免受凉和过度劳累。

2.增加营养，加强体育锻炼，降低机体对疾病的易感性。

3.避免与流感患者接触。

4.过敏患者应避免接触或吸入过敏原。

第三节　慢性阻塞性肺气肿患者护理

【评估】

1.病情评估：

（1）生命体征。

（2）咳嗽与咳痰的性质、特点及痰量。

（3）呼吸困难、发绀、头痛的症状及神志变化。

2.心理状况。

3.自理能力和排除气道内分泌物的能力。

【护理】

1.卧床休息，取半坐卧位，做好基础护理。

2.协助患者有效咳嗽与咳痰，保持呼吸道通畅。

（1）指导患者做有效咳嗽与咳痰。

（2）对体弱无力者，应按时协助更换体位，叩击背部，以促进排痰。

（3）按医嘱给予雾化吸入，湿化气道。

（4）对清理呼吸道无效者，应在无菌操作下给予吸痰。

3.按医嘱给予氧疗

（1）宜采用鼻导管吸氧。

（2）低流量（1～2L/min）持续氧吸入。

（3）氧气湿化瓶内盛以灭菌蒸馏水，并给予更换1次/d，湿化瓶应按时进行消毒。

（4）按需监测血气指标、呼吸频率与节律，观察呼吸困难、发绀改善情况及意识状态的变化，以了解氧疗的效果。

4.指导患者用鼻吸气与经口缩唇呼气、腹式呼吸等方法加强呼吸功能锻炼。

5.按医嘱给予高蛋白、高热量、高维生素易消化的流食或半流食。

6.按医嘱执行解痉平喘、止咳祛痰、抗菌等治疗。

7.做好患者的心理护理，以解除其伴有的精神紧张和焦虑，使之情绪安定、平静呼吸。

【健康指导】

1.改善营养状况，进行适量体力锻炼，增强体质，提高机体免疫功能和抗病能力。

2.教会患者进行呼吸功能锻炼的方法。

3.避免对呼吸道的刺激，如戒烟、预防呼吸道感染等。

4.指导患者及其家属进行家庭氧疗的方法。

第四节　慢性肺源性心脏病患者护理

【评估】

1.病情评估：

（1）生命体征。

（2）咳嗽特点、痰液性状。

（3）呼吸困难、发绀、头痛等症状及神志变化。

（4）尿量变化及有无下肢水肿。

2.心理状况。

3.自理能力。

【护理】

1.卧床休息，取半坐卧位，做好护理。

2.协助患者有效咳嗽与咳痰，保持呼吸道通畅。

3.按医嘱给予氧疗（同本章第三节慢性阻塞性肺气肿患者护理）。

4.指导患者进行呼吸功能锻炼（同本章第三节慢性阻塞性肺气肿患者护理）。

5.应用机械通气治疗者，按机械通气患者护理执行。

6.按医嘱给予富含蛋白质、各种微量元素及维生素的易消化饮食。心力衰竭者应给予低盐饮食，每日食盐量不超过2g，并限制饮水量。

7.按医嘱执行抗炎、祛痰、平喘及强心、抗心律失常、利尿、输液等治疗。心力衰竭患者应控制输液速度和输液量。

8.重视患者的心理反应，经常与其交谈，了解需要，帮助克服因病程长而产生的消极情绪，积极配合治疗。

【健康指导】

1.同本章第三节慢性阻塞性肺气肿患者护理要点。

2.病情稳定后仍有缺氧时，应行低流量吸氧（1~2L/min），每日持续吸氧15h以上。

3.出现心力衰竭时应进低盐饮食，每日食盐量不超过2g，并限制水的摄入。

第五节　支气管哮喘患者护理

【评估】

1.病情评估：

（1）生命体征。

（2）呼吸困难、喘息的严重程度及其特点。

（3）发绀症状、意识状态。

（4）咳嗽情况，痰液的性状、量及颜色。

（5）所取体位。

2.心理状况。

3.自理能力。

【护理】

1.卧床休息，根据病情取半坐卧位或端坐位，做好基础护理。

2.对哮喘严重者，应观察有无皮肤干燥失去弹性、痰液黏稠不易咳出以及出汗多等症状，并应准确记录出入量，警惕发生脱水。

3.哮喘发作时，应严密观察有无自发性气胸、纵隔气肿等并发症的发生。

4.为患者叩背、协助翻身和做有效咳痰，按医嘱给予雾化吸入以湿化气道与稀释痰液，利于痰液引流。对无力咳痰者应在无菌操作下进行吸痰，以保持呼吸道通畅。

5.根据病情按医嘱经鼻导管给予不同流量的氧吸入。

6.应用机械通气治疗者，按机械通气患者护理要点执行。

7.按医嘱给予高热量、富含营养的易消化饮食，鼓励多饮水。有过敏史者不应食用鱼、虾、蛋等食物。不能进食者，可按医嘱用鼻饲法或静脉营养支持。

8.按医嘱执行各种治疗，如输液，吸入、口服或静脉滴注支气管舒张剂、肾上腺皮质激素，以及应用抗菌药物等。

9.做好心理护理，帮助患者克服紧张、焦虑和不安情绪，以减轻哮喘症状。

【健康指导】

1.脱离过敏原，去除诱发或加重哮喘的刺激因素。

2.有干咳、呼吸紧迫感、连打喷嚏、流泪等哮喘发作先兆时应立即就医。

3.教会患者正确服用药物，使用气雾吸入剂和雾化吸入等方法。

第六节　支气管扩张症患者护理

【评估】

1.评估病情：

（1）生命体征。

（2）咳嗽特点、咳痰性状及痰量。

（3）有无反复咯血及咯血量。

（4）有无贫血症状。

2.心理状况。

3.自理能力。

【护理】

1.急性感染或咯血者应卧床休息，做好基础护理。

2.鼓励并帮助患者做有效咳痰，痰液黏稠不易咳出时，可按医嘱行雾化吸入。

3.按医嘱进行体位引流排痰

（1）根据病变的部位，安置患者于相应体位后，嘱其做深呼吸及咳嗽，并给予拍背，以促使痰液流出。

（2）每日早餐前1h及晚间睡眠前各施行1次，每次10～15min。

（3）引流过程中应观察呼吸、心率、血压及面色变化。

4.呼吸困难者可按医嘱给予氧吸入。

5.高热者，按高热患者护理执行。

6.鼓励患者多饮水。按医嘱给予富含蛋白质、易消化的饮食，并帮助其多进食，以维持营养，纠正贫血。必要时给予静脉营养支持。

7.按医嘱给予祛痰、镇咳、止血、抗菌、静脉补液等治疗。

8.需外科治疗者，应按医嘱及时做好转科工作。

9.嘱患者安静休息，减轻恐惧心理，保持稳定情绪，以避免或减少咯血。

【健康指导】

1.积极预防呼吸道感染。

2.加强营养,进行适当体力锻炼,增强体质。

3.加强对大咯血前驱症状的自我监护,若有胸部不适、剧烈性咳嗽或痰中带血丝等症状,应立即就医。

第七节　肺炎患者护理

【评估】

1.病情评估:

(1)生命体征。

(2)咳嗽、咳痰性状、胸痛或头痛、畏寒等情况。

(3)有无呼吸困难与发绀。

2.心理状况。

3.自理能力。

【护理】

1.按上述评估中所列各项进行病情观察。若体温不升、脉搏加快、呼吸急促,继而血压下降、四肢厥冷,应及时向医生报告,警惕休克的发生。

2.卧床休息,做好基础护理。

3.协助患者做有效咳嗽与咳痰,保持呼吸道通畅。可按医嘱给予雾化吸入以湿化气道。

4.呼吸困难、发绀者,按医嘱给予氧吸入。

5.高热者,按高热患者护理执行(见第一章)。

6.胸痛者,协助取患侧卧位或用胸带包裹胸部,降低患侧胸廓活动度以减轻疼痛。必要时可按医嘱给予止痛药。

7.按医嘱给予高热量、高蛋白、易消化的流质或半流质。鼓励患者多饮水。

8.按医嘱给予止咳、祛痰、抗菌或解热等药物及补液治疗。

9.做好心理护理,向患者讲解疾病的全过程和预后,使之消除紧张情绪,增强治病的信心。

【健康指导】

1.注意锻炼身体和加强营养,增强机体抵抗力。

2.避免受凉,预防上呼吸道感染。

3.避免与上呼吸道感染等呼吸道感染患者密切接触。

第八节　肺脓肿患者护理

【评估】

1.病情评估:

(1)生命体征。

(2)咳嗽、咳痰情况,痰量及性状、气味,有无咯血。

(3)有无胸痛、呼吸困难、寒战等症状。

2.心理状况。

3.自理能力。

【护理】

1.按上述评估中所列各项进行病情观察。

2.适当休息,咯血时应卧床并做好基础护理,畏寒者应给予保暖。

3.鼓励有效咳痰,防止气道阻塞。必要时按医嘱行雾化吸入以稀释痰液,利于咳出。

4.按医嘱进行体位引流排痰

(1)同支气管扩张症患者护理要点。

(2)重症、体质虚弱者,在引流过程中应防止因大量痰液涌出,患者无力咳出而发生窒息。

5.脓痰较多或有明显痰液阻塞征象者,应配合医生行纤维支气管镜下冲洗和引出。

6.高热者,按高热患者护理执行(见第一章)。

7.做好口腔护理,清除口内细菌,保持口腔清洁、湿润,以防止口腔感染。

8.按医嘱给予高蛋白、高维生素、易消化的饮食,鼓励多饮水。

9.按医嘱给予抗感染、祛痰、输液等治疗。

10.需外科治疗者,应按医嘱及时做好转科工作。

11.帮助患者消除因高热、咳大量脓痰而产生的恐惧心理,增强战胜疾病的信心。

第四章 心血管科疾病护理

第一节 慢性心力衰竭患者护理

【评估】

1.病情评估：

（1）生命体征。

（2）体位，呼吸困难、发绀的程度，咳嗽、咳痰与咯血的性状。

（3）有无水肿、少尿。

2.心理状况。

3.自理能力。

【护理】

1.按上述评估中所列各项进行病情观察。

2.严重心力衰竭者应卧床休息，取半坐卧位，做好基础护理。病情好转后应鼓励做适量活动。

3.呼吸困难、发绀者，按医嘱给予氧吸入。咳粉红色泡沫血痰时，氧气应经20％～30％乙醇湿化后吸入。

4.按医嘱严格限制液体输入量，输液时应减慢滴速，以防加重心力衰竭。

5.长期卧床患者，应定时翻身，加强皮肤护理和协助下肢活动，避免发生压疮和下肢静脉血栓形成。

6.按医嘱给予低盐、高维生素、易消化饮食，也应限制含钠多的食品，如味精等。宜少量多餐，适当限制饮水量。

7.按医嘱给予利尿剂、血管紧张素转化酶抑制剂、β受体阻滞剂、洋地黄制剂等药物治疗，并严密观察药物的不良反应。

（1）应用利尿剂时，应注意有无低钠血症、低钾血症等表现。

（2）应用洋地黄制剂时，应注意有无出现食欲减退、恶心、呕吐、心悸、头痛、视觉改变、缓脉及其他心律失常等毒性反应。服药前，应先测量脉搏，若脉搏＜60次/min，应暂停给药并向医生报告给予处理。

（3）应用血管紧张素转化酶抑制剂时，应注意患者有无低血压、高血钾、肾功能恶化等征象。

（4）应用β受体阻滞剂时，应注意患者有无心动过缓、房室传导阻滞、心功能恶化、低血压等症状。

8.准确记录出入量。

9.慢性心力衰竭病程长且反复发作，患者易产生焦虑、烦躁、紧张等心理反应，应针对病情耐心与患者交流，并做好家属工作，共同帮助患者树立信心，积极配合治疗。

【健康指导】

1.积极治疗可引起心力衰竭的原发病，避免心力衰竭的诱发因素，如呼吸道感染、过度劳累、情绪激动、钠盐摄入过多及妊娠等。

2.根据体力和心功能状况，进行适当的活动，以维持良好的心脏代偿功能。患者应适当休息，保证充足的睡眠。

3.严格遵医嘱服用药物，不可随意停药或减量，以防止本病复发或加重，也不可随意加量，以防药物中毒。

4.使患者了解洋地黄中毒症状，每次服药前应先数脉搏，若脉搏＜60次/min或出现其他心律失常时应暂停服药，及时就医。

第二节　急性心力衰竭患者护理

【评估】

1.病情评估：

（1）生命体征。

（2）所取体位、呼吸困难及发绀的程度。

（3）咳嗽情况、咳痰性状。

（4）精神状态。

2．心理状况。

3．自理能力。

【护理】

1．按上述评估中所列各项进行病情观察，警惕心源性休克的发生。

2．取坐位，两腿下垂以减少静脉回心血量。患者烦躁不安时，按医嘱给予适当的镇静剂。做好基础护理。

3．按医嘱给予高流量氧气吸入，氧气须经20％～30％乙醇湿化。必要时协助医生用面罩或气管内插管加压给氧。

4．按医嘱给予快速利尿剂、血管扩张剂和快速洋地黄制剂等药物治疗。

5．按医嘱严格控制液体输入量，输液时应减慢滴速，以防加重心力衰竭。

6．按医嘱给予饮食护理，并应控制饮水量。

7．填写护理记录单，记录出入量、生命体征、病情变化、临时治疗与护理措施，并按时小结和总结出入量。

8．患者常因严重呼吸困难而烦躁不安，表现为焦虑和恐惧，应给予安慰，使之情绪稳定，减少氧的消耗。

【健康指导】

1．及时治疗原有的心血管疾病，如冠心病、高血压病、二尖瓣狭窄、心律失常等，以减少发病因素。

2．心脏病者或老年患者在输液时，切勿过快或过量输液。

3．根据体力和心功能状况进行适当的活动锻炼，以加强心脏的功能。

4．嘱患者保持良好心态，进低盐、易消化的食物，且不可过饱，防止便秘。注意保暖，避免受凉。

第三节　心律失常患者护理

【评估】

1．病情评估：

（1）生命体征。

（2）心悸、胸闷、乏力、气短、头晕、晕厥等临床症状及持续时间。

（3）神志状态。

2.心理状况。

3.自理能力。

【护理】

1.按上述评估中所列各项进行病情观察，对于心房颤动者应测量脉搏短绌。

2.较严重的心律失常者应卧床休息，做好基础护理。

3.患者突然发生心律失常时，应及时做心电图，注明日期与时间，并向医生报告予以处理。

4.对于床旁持续心电监测者，应严密观察心律失常的类型及病情变化。

5.必要时按医嘱进行动态心电图监护并记录。

6.必要时给予氧吸入。

7.根据病情需要建立静脉通道。

8.按医嘱给予抗心律失常药物，掌握正确的给药途径、剂量、给药速度，并观察用药后效果。

9.对病情严重者应协助医生进行抢救。对施行不同方式的心脏电复律术者，按心脏电复律患者护理执行。

10.病情需要安装临时性或永久性心脏起搏器时，应按医嘱做好术前准备。

11.按医嘱做好饮食护理。

12.做好心理护理，保持患者情绪稳定。

【健康指导】

1.及时进行病因治疗，预防本病的发作或复发。

2.避免本病的诱因，如应避免用力排便等屏气用力的动作。

3.注意劳逸结合，做到生活规律，有充足的睡眠，保持情绪稳定。

4.遵医嘱服用抗心律失常药，不得随意加量、减量或停药，以免引起不良反应或影响疗效。

5.应戒烟，避免食用刺激性食物，如咖啡、浓茶、辣椒、烈酒等。

6.教会患者和家属测量脉搏的方法，加强自我监测。

第四节　高血压病患者护理

【评估】

1.病情评估：

（1）生命体征。

（2）有无头晕、头痛、耳鸣、失眠、乏力等症状。

（3）有无血压显著增高、剧烈头痛、呕吐、眩晕、视物模糊、抽搐或意识障碍、胸背痛或呼吸困难等高血压急症的临床表现。

2.心理状况。

3.自理能力。

【护理】

1.按上述评估中所列各项进行病情观察。按医嘱按时测量血压，注意观察其动态变化。

2.头晕、头痛、视物模糊症状较明显者应适当卧床休息，睡眠不佳者可按医嘱给予镇静剂。做好基础护理，确保患者安全。

3.加强对高血压急症患者的护理

（1）卧床休息，抬高床头，以减轻脑水肿。

（2）躁动者，应加床档以防坠床。

（3）按医嘱给予氧吸入。

（4）建立静脉通道，按医嘱给予快速降压药、脱水剂等药物。

（5）抽搐、躁动者，按医嘱给予镇静剂。

（6）行心电与血压持续监护。

4.发生心、脑、肾等并发症者，应按医嘱处理，仔细观察病情变化并给予相应的护理。

5.按医嘱给予低脂、低胆固醇、低盐、低热量饮食，膳食中应富含维生素、无机盐和纤维素，控制体重不超重。

6.按医嘱给予降压药物等治疗。治疗过程中应观察血压变化以了解治疗效果，并应防止低血压的发生。

7.教会患者进行自我心理平衡调整、减轻焦虑的方法，如放松疗法、散步、听音乐及进行有益的娱乐活动。

【健康指导】

1.避免持久的过度紧张、精神刺激、情绪激动和劳累。

2.指导患者进行非药物治疗的方法，包括进低盐、低脂、低胆固醇、低热量饮食。每天摄入食盐不超过6g及限制每日总热量的摄入和进行适量运动，以减轻体重。

3.指导患者遵医嘱坚持长期服药，不可自行增减药量或突然停药。

4.指导患者及家属掌握正确测量血压的方法。

5.当心、脑、肾功能出现异常症状时应及时就医。

6.应戒烟、限酒。

第五节 心绞痛患者护理

【评估】

1.病情评估：

（1）生命体征。

（2）有无胸骨后及心前区发作性疼痛，是否放射至左肩、左臂内侧、颈、咽喉、背、上腹部等。

（3）胸痛是否呈压榨、发闷或紧缩感，注意胸痛的严重程度、持续时间等。

（4）其他伴随症状，如大汗、恶心、呕吐、乏力、头晕、呼吸困难等。

2.心理状况。

3.自理能力。

【护理】

1.按上述评估中所列各项进行病情观察。

2.心绞痛发作时，立即协助患者平卧休息，给予生活上的帮助。

3.给予氧吸入。

4.按医嘱给予硝酸甘油舌下含服，观察用药后疼痛是否能迅速缓解。

5.按医嘱给予硝酸甘油静脉点滴，点滴速度宜慢，以免造成低血压。

6.协助医生监测心电图，并严密观察病情，警惕急性心肌梗死的发生。

7.按医嘱给予低热量、低脂、低盐饮食。

8.做好心理护理，保持环境安静，减轻患者的恐惧和不安。

【健康指导】

1.积极防治冠状动脉粥样硬化。

2.适当进行活动锻炼，减轻体重，食用低热量、低脂、低盐饮食。

3.避免诱发本病的因素，如精神紧张、过重的体力活动、突然用力、饱餐、吸烟等。

4.出现本病症状时，应立即含服硝酸甘油并及时就医，避免心绞痛频繁发作。

5.外出时应随身携带硝酸甘油，以备急用。

第六节　急性心肌梗死患者护理

【评估】

1.病情评估：

（1）生命体征及神志变化。

（2）心前区或胸骨后疼痛的性质和部位是否与心绞痛时相似，是否有难以忍受的压迫和窒息感，以及疼痛持续的时间。

（3）有无大汗、烦躁不安、恐惧及濒死感。

（4）有无恶心、呕吐、上腹胀痛等伴随症状。

（5）有无心律失常、心源性休克等症状。

2.心理状况。

3.自理能力。

【护理】

1.按上述评估中所列各项进行病情观察，并密切监视有无心律失常、心源性休克、心力衰竭等并发症的发生。

2.卧床休息，取半坐式卧位，做好基础护理。

3.给予持续氧吸入。

4.快速建立静脉通道，以供治疗与急救用药以及缓慢输液。静脉滴注硝酸甘油时，速度宜慢，以防发生低血压。

5.按医嘱给予镇静、止痛和硝酸甘油等药物后，应密切观察疼痛的变化。

6.按医嘱采取血标本，及时送做血清心肌酶测定。

7.协助医生进行溶栓和抗凝治疗。对溶栓患者应做好如下护理：

（1）观察有无变态反应，如寒战、发热、皮疹等。

（2）观察有无发生皮肤、黏膜、内脏等处出血。

（3）按时描记心电图和抽血做心肌酶测定，密切观察其动态变化。

8.对于行冠状动脉球囊扩张成形术（PTCA）及冠状动脉内支架植入术者，按冠状动脉介入性治疗患者护理要点执行。

【健康指导】

1.指导患者按计划进行康复活动，逐步参加适度的体育锻炼。

2.避免过度劳累、情绪激动和精神过度紧张。

3.避免饱餐和进食高脂肪、高热量食物，不饮浓茶、咖啡，不吸烟。

4.增加食物中的纤维素含量，防止大便干燥和便秘。必要时遵医嘱使用缓泻剂或开塞露。

5.积极防治冠状动脉粥样硬化，包括认真控制血压、血脂、血糖、体重等。

第七节　心脏瓣膜病患者护理

【评估】

1.病情评估：

（1）生命体征。

（2）心功能状况。

（3）呼吸困难、咳嗽与咯血、劳累后心悸、乏力，以及食欲减退、腹胀、下肢水肿、尿少等心力衰竭的症状。

（4）有无抽搐、偏瘫、失语等脑栓塞症状和其他并发症的发生。

2.心理状况。

3.自理能力。

【护理】

1.按上述评估中所列各项进行病情观察。

2.根据心功能状态，安排活动与休息。对于心功能不全程度逐渐加重者，应增加休息时间，适当限制活动。风湿活动引起发热、心率增快者，需绝对卧床休息，做好基础护理。

3.出现心房颤动者，应正确测量短绌脉。

4.按医嘱给予高热量、高蛋白、高维生素、易消化的饮食。对有心功能不全出现水肿者应给予低盐饮食，并应控制饮水量。

5.按医嘱执行，预防呼吸道感染、感染性心内膜炎、心房颤动、心功能不全和栓塞。

6.做好心理护理，使患者保持情绪稳定。

7.需行外科手术者，按医嘱做好转科工作。

【健康指导】

1.预防风湿热的反复发作，如改善居住环境中的潮湿与寒冷，积极防治呼吸道感染、咽炎、扁桃体炎等疾病。

2.注意休息，改善营养，根据心功能状况适度锻炼身体，增强机体抵抗力。

3.坚持服药，正确掌握服药的注意事项。

4.避免妊娠。

第八节　感染性心内膜炎患者护理

【评估】

1.病情评估：

（1）生命体征，特别应注意体温的波动状况。

（2）有无皮肤与黏膜瘀点、甲床下出血、指（趾）端奥氏小结等症状。

（3）有无心力衰竭、脏器栓塞等并发症的症状。

2.心理状况。

3.自理能力。

【护理】

1.按上述评估中所列各项进行病情观察。

2.严格卧床休息，做好基础护理。

3.高热者，按高热患者护理执行。

4.有心力衰竭者，按心力衰竭患者护理执行。

5.按医嘱正确留取血培养标本，送做细菌检测和抗生素敏感度测定。

6.按医嘱给予高热量、高蛋白、高维生素、易消化的半流食或软食。

7.按医嘱给予抗生素治疗。

8.做好心理护理，耐心向患者讲解发病原因及治疗方案，以取得配合。

【健康指导】

1.心脏病患者应注意口腔卫生，在施行拔牙、有创检查或各种手术前后应遵医嘱应用抗生素，以预防感染。

2.积极防治龋齿、咽炎、扁桃体炎、鼻窦炎及上呼吸道感染等感染性疾病。

3.出院后应注意休息。

第五章　消化内科疾病患者护理

第一节　急性胃炎患者护理

【评估】

1.病情评估：

（1）生命体征。

（2）上腹不适与腹痛的部位、性质、程度。

（3）恶心与呕吐症状，有无呕血和黑便。

（4）水、电解质失衡症状。

2.心理状况。

3.自理能力。

【护理】

1.按上述评估中所列各项观察病情。

2.卧床休息，给予生活上的帮助。

3.按医嘱给予饮食，症状轻者可进无渣、温热半流质饮食，多饮水；少量出血者给予牛奶、米汤等流质；剧烈呕吐和急性大出血者应暂停饮食。

4.按医嘱执行治疗，如给予制酸剂、抗生素，腹痛者给予局部热敷或用镇静解痉剂，有呕吐剧烈或明显失水者给予静脉补液以纠正水、电解质紊乱，大出血者按消化道出血原则处理，并按上消化道大量出血患者护理执行。

5.做好心理疏导。对出血患者应帮助其消除紧张和恐惧心理，保持情绪稳定，以利于减轻症状。

第二节 胃和十二指肠溃疡患者护理

【评估】

1.病情评估：

（1）生命体征。

（2）腹痛部位、性质、时间及与饮食的关系。

（3）有无呕吐和/或黑便。

2.心理状况。

3.自理能力。

【护理】

1.按上述评估中所列各项观察病情。

2.溃疡有活动、粪便隐血试验阳性者，应卧床休息。做好基础护理。

3.出现呕血和/或柏油样便时，是大量出血的表现，应及时协助医生处理，并按上消化道大量出血患者护理执行。

4.患者突然发生上腹剧痛，继而出现腹膜炎的症状和体征，是急性穿孔的表现，应立即向医生报告，给予处理，并严密观察生命体征变化。需行手术者，应做好转至外科的工作。

5.按医嘱给予饮食，症状严重者暂给流质饮食，症状好转后可进食易消化、富含蛋白质和维生素的半流质或软食，避免辛辣、过冷、过热及粗糙食物。定时进餐，少量多餐。

6.按医嘱服用制酸、解痉及胃黏膜保护剂等药物。

7.做好心理护理，消除情绪紧张、焦虑和急躁，保持乐观的心理状态。

【健康指导】

1.生活要规律，避免过度劳累和精神紧张，保证足够的睡眠时间。

2.戒除烟酒，忌食辛辣、浓茶、咖啡等刺激性食物。

3.预防发病因素，遵医嘱按时、按量服药，避免本病复发。

4.感觉腹部疼痛时，应及时到医院就诊。

第三节　胃癌患者护理

【评估】

1.病情评估:

(1)生命体征。

(2)上腹不适或疼痛的程度、吞咽困难及呕吐的情况。

(3)有无呕血、黑便、食欲减退、体重进行性下降的症状。

(4)有无面色苍白、衰弱、恶病质的表现。

2.心理状况。

3.自理能力。

【护理】

1.按上述评估中所列各项观察病情。

2.病情较重者,需卧床休息,鼓励和协助患者更换卧位、做深呼吸、有效咳嗽与咳痰以预防肺部感染,并做好其他基础护理。

3.如出现剧烈腹痛,应警惕合并穿孔的可能,须及时向医生报告,给予处理。

4.按医嘱给予高热量、高蛋白、易消化的饮食,少量多餐。并发幽门梗阻者应禁食。必要时给予静脉营养支持治疗,以维持营养需要。

5.按医嘱执行治疗,对化疗的不良反应给予对症处理,剧烈疼痛时,适当给予止痛剂等。

6.对内镜下治疗者,按胃肠道内镜检查患者护理要点执行。

7.需行手术治疗者,应做好转科的工作。

【健康指导】

1.加强营养,锻炼身体,保持充足睡眠与良好心境,以增强机体免疫能力。

2.注意饮食卫生,忌食辛辣等刺激性大的食物,戒除饮酒与吸烟。

3.有胃部疾病和恶性贫血时,应及时就医。

4.居住在本病高发区者,有条件时应定期行体格检查,以及时发现本病和早期接受治疗。

第四节 肠结核患者护理

【评估】

1.病情评估：

（1）生命体征。

（2）腹痛的部位、性质和程度。

（3）腹泻的次数、粪便性状及便秘情况。

（4）有无结核病典型症状和并发肠梗阻。

2.心理状况。

3.自理能力。

【护理】

1.按上述评估中所列各项观察病情。

2.保证患者有足够的休息。全身有结核病典型症状者需卧床休息，做好基础护理。

3.加强营养，按医嘱给予高热量、高蛋白、高维生素、易消化的饮食，必要时给予静脉营养支持治疗。

4.对于并发不完全性肠梗阻的患者，按医嘱禁食，静脉补充液体、电解质及营养物质，进行胃肠减压。

5.发热时可给予物理降温。

6.定期测量体重，了解营养改善状况。

7.按医嘱给予抗结核药物及腹痛、腹泻、肠梗阻的对症治疗。

8.鼓励患者对本病要有足够的心理准备和治疗的信心，保持心情愉快，坚持长期治疗。

【健康指导】

1.应重视肠外结核的预防和治疗，特别是肺结核的早期诊断和积极治疗。

2.向患者介绍有关结核病的预防、症状、治疗等基本知识。对于同时有开放性肺结核的患者，应教育其不要吞咽痰液和随地吐痰。

3.注意个人卫生，加强营养，防止过度劳累，适量锻炼身体，保持乐观心态，提高机体抵抗力。

4.遵医嘱坚持服药，如有不良反应需及时就医。

第五节 溃疡性结肠炎患者护理

【评估】

1.病情评估：

（1）生命体征。

（2）腹泻的次数及量，粪便的性状及颜色。

（3）腹痛的部位、性质、程度。

（4）营养状况、体重变化。

（5）有无中毒性巨结肠和下消化道出血等并发症。

2.心理状况。

3.自理能力。

【护理】

1.按上述评估中所列各项观察病情。

2.重症患者需卧床休息，消瘦者可使用气垫床以避免压疮的发生，并做好其他基础护理。

3.对于腹泻次数多者，应观察有无脱水和电解质紊乱表现，必要时按医嘱给予静脉补液，还应加强肛周皮肤的护理。

4.对于腹痛明显者，可按医嘱给予小剂量解痉剂。

5.重症患者如出现鼓肠、肠鸣音消失、腹部有压痛时，应及时向医生报告，警惕并发中毒性巨结肠，并严密观察有无休克的发生。

6.对下消化道出血者，应记录出血量，血便量多时应观察有无休克的发生。

7.按医嘱给予饮食。发作期患者进流质饮食，病情好转后进纤维素少、易消化、富含营养的饮食，避免食用刺激性食物、牛奶和乳制品。重症患者应禁食并给予静脉营养支持治疗。

8.按医嘱给予药物、保留灌肠及对症治疗。

9.做好心理护理，帮助患者克服抑郁情绪，减轻焦虑程度，树立坚持治疗、战胜疾病的信心。

【健康指导】

1.指导患者遵医嘱坚持正确用药，并教会患者家属掌握保留灌肠的操作方法。

2.使患者掌握膳食调配的方法，注意加强营养。

3.注意休息，适度锻炼身体。

4.定期复查，在医生指导下调整用药。

第六节 肝硬化患者护理

【评估】

1.病情评估：

（1）生命体征。

（2）全身营养状况。皮肤和黏膜有无黄染。

（3）有无大量腹水所致的症状，如腹部膨隆、呼吸困难、心悸等。

（4）有无上消化道出血、肝性脑病、肝肾综合征等并发症。

2.心理状况。

3.自理能力。

【护理】

1.按上述评估中所列各项观察病情。

2.病情较轻者，应适当减少活动，注意劳逸结合。病情较重者，应以卧床休息为主。大量腹水者，应取半坐卧位，做好基础护理。

3.对有腹水的患者，应记录24 h出入液量，定时测量腹围与体重。

4.对水肿患者，应加强皮肤护理，防止发生破损、感染和压疮。

5.发生突然的大量呕血和黑便时，是上消化道出血的表现，应使患者保持安静，积极协助医生急救处理。

6.对于并发肝性脑病者，按肝性脑病患者护理要点执行。

7.对于并发肝肾综合征者，应密切观察病情变化，记录尿量。

8.按医嘱给予高热量、高蛋白、高维生素、易消化的软食。忌食坚硬、粗糙、含有骨刺等的食物。血氨偏高者，应限制或禁食蛋白质。有腹水和水肿者，应进低盐或无盐饮食并限制饮水量。

9.按医嘱执行对腹水的治疗，包括给予利尿剂、输注血浆或白蛋白等。必要时协助医生行腹腔穿刺放液，术毕应缚紧腹带，记录腹水的量、性质与颜色。

10.给予患者精神上的安慰和支持，鼓励保持愉快心情，积极配合治疗与护理，安心休养。

【健康指导】

1.有病毒性肝炎者应及时进行治疗。

2.向患者及家属介绍饮食治疗的食物和进食的注意事项，并戒酒。

3.根据病情合理安排休息和活动，保证充足睡眠，避免劳累。

4.注意保暖，避免受凉，防止感染，如肺炎、胆道感染等。

5.遵医嘱用药，发现有精神异常症状或呕血、黑便时，家属应送患者及时就医。

第七节　原发性肝癌患者护理

【评估】

1.病情评估：

（1）生命体征。

（2）肝区疼痛的性质与程度。

（3）全身症状，如有无消瘦、发热、乏力、营养不良或恶病质。

（4）有无肝硬化征象、癌转移灶症状和并发症。

2.心理状况。

3.自理能力。

【护理】

1.按上述评估中所列各项观察病情。

2.病情较重者应卧床休息，有腹水时取半坐卧位，做好基础护理。神志异常者应加用床档以防坠床。

3.恶病质患者应使用气垫床，协助翻身，做好皮肤护理，防止压疮的发生。

4.疼痛时按医嘱给予注射镇痛剂或使用镇痛泵给药。

5.有腹水者应用利尿剂时，要准确记录尿量。

6.观察有无肺、骨、脑等处转移灶所致的症状和肝性脑病、上消化道出血并发症，若有异常应及时向医生报告并协助处理。

7.按医嘱给予高蛋白、高维生素饮食。必要时给予静脉补液。伴有肝衰竭或肝性脑病趋向者，应限制或禁食蛋白质饮食。有腹水者，应进低盐或无盐饮食，限制饮水量。

8.对于肝动脉栓塞术后出现的腹痛、发热、恶心、呕吐等症状，应按医嘱给予对症处理。

9.给予精神安慰和心理支持，加强与家属的联系和沟通，帮助减轻患者身心痛苦。

【健康指导】

1.注意饮食卫生，积极防治肝炎和肝硬化。

2.加强营养，戒酒，充分休息，适度锻炼身体，提高机体抗病能力。

3.注意预防并发肺炎和肠道感染等疾病。

第八节　肝性脑病患者护理

【评估】

1.病情评估：

（1）生命体征。

（2）性格改变、行为失常及意识障碍程度。

2.心理状况。

3.自理能力。

【护理】

1.按上述评估中所列各项观察病情。

2.对性格改变和行为失常者，应加强安全护理，并做好其他基础护理。

3.按医嘱给予高糖、低脂肪饮食，严格控制蛋白质摄入。昏迷者给予鼻饲饮食，禁食蛋白质。有食管静脉曲张破裂出血者，应行静脉营养支持。

4.保持大便通畅，以利肠道内含氮物质的清除。便秘时应按医嘱给予药物导泻或灌肠。

5.按医嘱给予降氨等药物治疗，有感染征象者，给予抗生素。

6.加强与患者家属的交流，使其能参与制订护理计划，积极配合医护工作。

【健康指导】

1.及时治疗肝脏疾病，防止便秘和感染，以减少引起或诱发本病的因素。

2.遵医嘱限制饮食中蛋白质的摄入。

3.遵医嘱用药。

第六章 肾内科疾病患者护理

第一节 急性肾小球肾炎患者护理

【评估】

1.病情评估：

（1）生命体征。

（2）水肿的部位及程度，血尿情况及尿量。

（3）血压增高的程度，有无头痛、头昏、失眠等症状。

（4）有无咽炎、扁桃体炎、皮肤脓疱疮等感染灶。

2.心理状况。

3.自理能力。

【护理】

1.按上述评估中所列各项进行病情观察。

2.卧床休息，至肉眼血尿消失、水肿消退、血压及肾功能基本恢复正常后方可下床，逐步增加活动量。卧床期间应做好基础护理。

3.对水肿者，应定时测量体重和血压，准确记录24 h出入液量。加强皮肤护理以预防压疮的发生。

4.患者出现血压急剧升高、头痛、呕吐、抽搐等高血压危象、高血压脑病的症状，或严重呼吸困难、发绀、咳嗽并咳出大量粉红色泡沫样痰等急性心力衰竭的症状时，应取坐位或半坐卧位，立即给予氧吸入（氧气须经20％～30％乙醇湿化），协助医生紧急处理，并做好相应护理。

5.保持口腔清洁，注意保暖，勿受凉，防止上呼吸道感染。

6.按医嘱准确留取尿标本，及时送检。

7.按医嘱给予低盐或无盐、低蛋白、高热量饮食。每日尿量＜500mL者，应限制水和含钾多的食物摄入。

8.按医嘱给予利尿剂和降压药等治疗。密切观察尿量及血压变化，以了解药物疗效。在应用利尿剂期间，应注意观察患者有无出现电解质紊乱的症状。

9.做好心理护理，患者常表现精神过度紧张、悲观、失眠等不良情绪，应开导患者，使之正确对待疾病，树立信心，积极配合治疗及护理，以利促进康复。

【健康指导】

1.加强口腔卫生，注意保暖，保持皮肤清洁，以预防上呼吸道及皮肤感染。一旦发生感染时应及时就医治疗。如有慢性扁桃体炎，必要时应接受手术切除。

2.出现血尿、尿液浑浊、水肿、血压升高等症状时，应立即就诊，防止转变为慢性肾小球肾炎。

第二节　急进性肾小球肾炎患者护理

【评估】

1.病情评估：

（1）生命体征。

（2）水肿、尿量及血尿、高血压等情况。

（3）有无尿毒症和急性心力衰竭的症状。

2.心理状况。

3.自理能力。

【护理要点】

1.按上述评估中所列各项进行病情观察。

2.卧床休息至病情初步缓解时，方可下床逐步增加活动量。即使无任何临床表现，也不宜进行较重的体力活动。卧床期间应做好基础护理。

3.患者出现厌食、腹部不适的尿毒症初期症状时，应向医生报告给予处理。出现严重呼吸困难、发绀、咳嗽并咳出大量粉红色泡沫样痰等急性心力衰竭症状时，应立即给予氧吸入，协助医生紧急处理，并做好相应护理。

4.按医嘱定时测量体重与血压。

5.预防感染，包括加强口腔卫生和皮肤清洁护理，病室内定时进行空气消毒以保持空气清新，进入室内者须戴口罩，医务人员应严格遵守无菌操作原则，以及减少亲友探视等措施，以预防呼吸道和皮肤感染。

6.准确记录24 h出入液量。

7.按医嘱准确及时留取各种尿标本送检。

8.按医嘱给予低盐、优质蛋白质饮食。少尿者应限制水的摄入量。

9.按医嘱给予糖皮质激素、免疫抑制剂、抗凝血药物等治疗，密切观察药物不良反应。需进行血液净化治疗时，应严格按操作规程执行，并应观察有无出血或感染等并发症的发生。

【健康指导】

1.避免感染，尤其是上呼吸道感染，以预防复发或防止病情加重。

2.遵医嘱执行治疗计划与饮食安排，注意休息，增强机体免疫力。

第三节　慢性肾小球肾炎患者护理

【评估】

1.病情评估：

（1）生命体征。

（2）水肿的部位及程度、血压升高的程度，有无肉眼血尿。

（3）有无贫血面容。

2.心理状况。

3.自理能力。

【护理要点】

1.按上述评估中所列各项进行病情观察。

2.凡有明显水肿、血压较高、一般情况较差的患者均须卧床休息，应做好基础护理，病情好转后可起床活动。

3.水肿患者，应记录24 h出入液量，按医嘱定时测量体重及血压，做好皮肤护理以预防压疮。

4.高血压患者出现血压急剧升高、头痛、呕吐、意识模糊、抽搐等高血压危象、高血压脑病的症状时，应立即向医生报告，协助紧急处理。

5.预防感染，包括加强口腔和皮肤清洁护理，病室内定时进行空气消毒，保持空气清新，进入病室者须戴口罩，医务人员应严格遵守无菌操作原则，以及减少亲友探视等措施。发现患者有上呼吸道或皮肤感染症状时，应向医生报告，给予及时治疗。

6.按医嘱准确及时留取尿标本送检。

7.按医嘱给予治疗饮食，水肿、高血压者给予低盐或无盐饮食，肾功能不全者给予低蛋白饮食，注意补充多种维生素。

8.按医嘱给予利尿、降压、糖皮质激素与免疫抑制剂、抗凝血等治疗。严密观察药物不良反应。

9.注意适当的工作及活动，既达到体能锻炼的目的，又不增加肾脏负荷。

【健康指导】

1.预防感染，避免劳累，有感染时（尤其是反复的呼吸道感染）应及时医治，防止加重病情。

2.遵医嘱坚持长期用药，应避免使用对肾脏有损害的药物，也不能擅自用药，以免加重肾功能的恶化。

3.向患者讲述病情变化的要点，如出现水肿或水肿加重、尿液泡沫增多、血压增高时，应及时就医。

4.无明显水肿或严重高血压者，可从事轻工作，但应避免剧烈体力活动。

第四节　肾病综合征患者护理

【评估】

1.病情评估：

（1）生命体征。

（2）水肿的范围及程度，体重增加及尿量减少的情况。

（3）是否有高血压或低血压。

（4）营养状况。

2.心理状况。

3.自理能力。

【护理】

1.按上述评估中所列各项进行病情观察。

2.严重水肿、低蛋白血症并有低血压者，须卧床休息，应做好基础护理。病情缓解后可进行床旁活动，逐渐增加活动量。

3.对水肿者，应记录24h出入液量，按医嘱定时测量体重、血压和腹围。对高度水肿者应做好皮肤护理，以预防皮肤破损与压疮。

4.对腹腔穿刺放腹水者，应协助医生进行操作，术中与术后应严密观察脉搏、呼吸、血压的变化，术后应观察体温以早期发现腹腔感染。

5.预防感染，包括加强口腔卫生和皮肤清洁护理，病室内定时进行空气消毒、保持空气清新，进入病室者须戴口罩，医务人员应严格遵守无菌操作原则，以及减少亲友探视等措施，以预防呼吸道或皮肤感染。

6.按医嘱准确及时留取尿标本送检。

7.对于反复发作、多次住院的患者，应了解其焦虑程度并分析原因，帮助减轻心理压力。长期使用糖皮质激素可引起体形的变化，应向患者说明停药后可以恢复，以免引起思想上的顾虑。

【健康指导】

1.保持良好的休息，劳逸结合，合理饮食。

2.遵医嘱按时、按量服药，定期复查。

3.指导患者预防和及时治疗各种感染，如呼吸道、尿路及皮肤感染等，适当、适量活动，避免劳累。

第五节　肾盂肾炎患者护理

【评估】

1.病情评估：

（1）生命体征。

（2）有无尿频、尿急、尿痛等尿路刺激征，以及腰部、下腹部疼痛等情况。

（3）有无寒战或畏寒、头痛、全身不适、乏力等症状。

（4）有无尿液混浊或肉眼血尿。

2.心理状况。

3.自理能力。

【护理要点】

1.按上述评估中所列各项进行病情观察。

2.发热及泌尿系统症状明显者，应卧床休息，做好基础护理。

3.鼓励患者多饮水以增加尿量，促使细菌及炎症渗出物排出，减轻尿路刺激症状。

4.按医嘱正确留取尿标本送检

（1）留取中段尿做细菌培养及药物敏感度试验者，应留取清晨第1次尿，采集标本前充分清洗会阴部、消毒尿道外口，在不间断排尿时用无菌操作方法。

（2）必要时，留取24h尿标本送检，测定蛋白定量。

5.按医嘱给予有足够热量和维生素且易消化的饮食。

6.按医嘱给予抗菌药物治疗。

7.深入了解不同病情的患者产生焦虑、紧张的原因，有针对性地进行心理疏导，让患者情绪稳定并配合治疗。

【健康指导】

1.保持会阴部清洁，尿道口附近有炎症时要及时诊治，避免细菌通过上行途径感染本病。

2.告诉患者多饮水，有尿意时应及时排空膀胱内尿液，这是简便、有效的预防本病的措施。

3.凡有引起尿路流通不畅的疾病时，应及时医治，防止局部尿液淤积致细菌生长繁殖，引起感染或使慢性肾盂肾炎急性发作。

4.对易引起下尿路感染（如尿道炎、膀胱炎等）的妇女，应在性生活后排空膀胱内尿液，清洗会阴，然后服用抗菌药（如呋喃妥因50～100mg），以防细菌上行感染。

5.月经期应保持会阴部卫生。

6.劳逸结合，加强体育锻炼，增强身体抵抗力。

第六节　急性肾衰竭患者护理

【评估】

1.病情评估：

（1）生命体征。

（2）尿量的变化。

（3）有无并发症。

2.心理状况。

3.自理能力。

【护理】

1.按上述评估中所列各项进行病情观察。

2.少尿期护理要点

（1）卧床休息。做好基础护理。

（2）监测每小时尿量和尿比重。对昏迷者应留置尿管，严防尿路感染。

（3）严格控制水分入量，记录24h出入液量。

（4）观察有无高钾血症、水中毒、低钠血症、代谢性酸中毒、高血压、心力衰竭、感染、贫血、出血等并发症的临床表现。

（5）预防感染，尤其是呼吸道和泌尿道的感染，包括做好口腔护理，按时进行病室内空气消毒，保持空气清新，以及严格遵守无菌操作原则。

（6）按医嘱给予低蛋白（优质蛋白质）、有充足热量、富含维生素的饮食，不可食用含钾较多的食物。不能进食者给予静脉营养支持治疗。

（7）建立静脉通道，按医嘱执行各种药物治疗。

（8）对血液透析或腹膜透析者，应按其护理要点执行。

3.多尿期护理要点

（1）卧床休息，做好基础护理。

（2）应严密观察有无脱水、低钾血症、低钠血症等并发症。

（3）记录24h出入液量。

（4）按医嘱给予有足够热量和维生素的饮食，其中蛋白质量可逐日增加。

（5）按医嘱给予静脉补充液体和电解质。对继续进行透析治疗者，仍应做好其护理。

4.恢复期护理　鼓励患者逐步增加活动量，以恢复体力。

5.做好心理疏导　患者可因病情危重而产生恐惧感，应与其加强交流，使之了解本病的发展过程，减轻不安情绪，积极配合治疗。

【健康指导】

1.注意适当锻炼身体，增加抵抗力，减少感染性疾病的发生。

2.如原发病尚未痊愈，应继续进行治疗。

3.避免使用对肾脏有损害的药物，用药过程中一旦出现少尿现象，应及时就医，尽早采取治疗措施促进利尿，避免引发本病。

第七节　慢性肾衰竭患者护理

【评估】

1.病情评估：

（1）生命体征及神志状态。

（2）贫血、水肿及尿量情况。

（3）有无恶心、呕吐、腹泻、口腔黏膜出血、口腔有尿素臭味、高血压、心律失常、心力衰竭、皮肤干燥并出现抓痕等症状。

（4）有无酸中毒及电解质紊乱等临床表现。

2.心理状况。

3.自理能力。

【护理】

1.按上述评估中所列各项进行病情观察。

2.有精神异常或抽搐、惊厥者，应做好安全护理和基础护理以防止自伤。

3.昏迷者按意识障碍患者护理执行。

4.少尿且水肿明显者，应限制水的摄入量。

5.记录24h出入液量。

6.测量体重1次/d。

7.预防肺部与泌尿系统的继发感染，包括做好病室内的清洁和空气消毒，加强口腔护理，按时协助患者更换体位，予以叩背，鼓励咳嗽与排痰，以及严格执行无菌操作等措施。

8.按医嘱给予低蛋白（优质蛋白质）、充足热量和维生素、易消化的饮食。

9.注意保护好一侧上肢（一般为左侧）血管，以备血液透析时做血管内瘘使用。

10.按医嘱执行各种治疗。行血液透析和腹膜透析者，应按其护理要点执行。

11.需做肾移植者，应按医嘱做好转至外科的工作。

12.向患者讲解透析疗法的重要性，以减轻其对预后悲观的心理压力，稳定情绪，积极配合治疗。

【健康指导】

1.避免各种感染、劳累和应用对肾脏有损害的药物，防止肾功能的急剧恶化。

2.积极治疗原发病，延缓肾功能不全的进展。

3.向患者及其家属介绍本病的有关知识及护理方法，使之能在家属帮助下进行自我护理。

4.遵医嘱进行治疗。

5.进行适量的身体锻炼，提高机体免疫力。

第八节　血液透析患者护理

【评估】

1.病情评估：

（1）生命体征。

（2）体重变化及病情改善情况。

（3）透析中和透析后有无并发症的发生。

2.心理状况。

3.自理能力。

【护理】

1.透析前护理要点

（1）保持透析室清洁、整齐、空气清新、室温适宜、病床用品清洁。

（2）准备好用物

1）血液透析机、透析器、透析管道、透析液、所需穿刺针等。

2）抗凝剂（如肝素）、鱼精蛋白及静脉输注溶液。

3）急救药品和器械等。必要时准备心电监护仪。

（3）测量体重、血压，并记录在病历单上。

（4）协助患者选择舒适的体位。正确进行血管穿刺。

（5）按医嘱和血液透析常规进行操作。操作中应严格执行无菌技术，确保各透析管道之间连接牢固。

2.透析中护理要点

（1）按时测量血压、脉搏、呼吸、体温，并予以记录。

（2）密切监视透析机的运行状况、透析器及血液管道内有无出现凝血块。

（3）密切观察穿刺部位有无渗血、皮下血肿。

（4）对建立永久性血管通路者，应按时触摸与监听内瘘震颤与杂音，如震颤与杂音减弱或消失，表明血管内已有血栓形成以致堵塞，应及时向医生报告处理。

（5）患者发生低血压、失衡综合征（出现头痛、恶心、呕吐）、发热、出血等急性并发症时，应立即协助医生处理。

（6）对监护器发出的报警应及时查找原因，予以处理。

（7）填写血液透析记录单，详细记录各项内容。

3.透析后护理要点

（1）拔出内瘘穿刺针后，穿刺点应压迫约15min，以免血液渗出，形成局部血肿。

（2）测量体重。

（3）密切观察体温变化，有无并发穿刺局部和全身感染的症状。必要时按医嘱给予抗生素治疗。

（4）对于长期进行血液透析者，应避免并发营养不良，除加强饮食护理外，可按医嘱给予促红细胞生成素、铁剂、钙剂等药物治疗。

4.按医嘱给予富含优质蛋白质和多种维生素的饮食。严格限制水的摄入量。

5.向患者介绍血液透析的有关知识，减轻其紧张情绪和悲观心理，积极配合治疗。

【健康指导】

1.帮助患者学会正确触摸内瘘震颤的方法，发现震颤减弱时要及时就诊。

2.教给患者保护内瘘的方法，如局部勿受压，不用术侧肢体提重物、测血压和接受穿刺等。

3.向患者和家属讲解饮食与营养对治疗和疾病恢复的重要作用，并教给合理安排膳食的方法。

4.遵医嘱按时透析治疗并进行有关的常规检查。

5.向患者和家属介绍血液透析的常见并发症，使之能及时发现和就医。

6.进行适当的体力锻炼，以提高机体抗病能力。

第七章 血液科疾病患者护理

第一节 缺铁性贫血患者护理

【评估】

1.病情评估：

（1）生命体征。

（2）贫血程度及面色。

（3）有无乏力、头晕、心悸，体力活动后气促等症状。

2.心理状况。

3.自理能力。

【护理】

1.按上述评估中所列各项观察病情。

2.了解血象、骨髓象、血清铁等检查结果。

3.严重贫血者应卧床休息，做好基础护理。

4.按医嘱给予高蛋白、高维生素、富含铁饮食，并向患者介绍富含铁质的食物及影响铁吸收的食物。

5.遵医嘱给予铁剂治疗。对口服铁剂者应指导其正确服用的方法，如饭后服用以减少对胃的刺激、忌与茶同服等。

【健康指导】

1.积极配合医生寻找和祛除病因，以彻底治愈，防止贫血复发。

2.向患者及其家属讲解平衡膳食对避免引发缺铁性贫血的重要性，生活中应注意纠正偏食的习惯。

第二节 巨幼红细胞性贫血患者护理

【评估】

1.病情评估：

（1）生命体征。

（2）贫血程度，有无乏力、心悸、气促、头晕等症状。

（3）有无消化系统及神经系统症状，如舌炎、口腔黏膜溃疡及四肢发麻、软弱无力、共济失调等。

2.心理状况。

3.自理能力。

【护理】

1.按上述评估中所列各项观察病情。

2.了解血象、骨髓象、叶酸和维生素B_{12}等测定结果。

3.重度贫血者应卧床休息，做好基础护理。

4.对于舌炎和口腔黏膜溃疡者，应做好口腔护理，宜进温软食。

5.四肢麻木、无力者，应注意肢体保暖和避免受伤。共济失调者应加强安全护理。

6.按医嘱给予富含叶酸、维生素B_{12}的饮食。

7.按医嘱给予叶酸、维生素B_{12}等治疗。

8.向患者介绍本病的病因、治疗及其重要性，使之能充满信心，坚持治疗。

【健康指导】

1.合理安排膳食，纠正偏食，食物烹调方法适当，不可酗酒，以做好对本病的预防。

2.遵医嘱坚持服用药物，恶性贫血及胃切除后的患者，需要终身接受维持治疗。

第三节 再生障碍性贫血患者护理

【评估】

1.病情评估：

（1）生命体征。

（2）贫血程度。

（3）有无出血及感染的症状。

2.心理状况。

3.自理能力。

【护理】

1.按上述评估中所列各项观察病情。

2.了解血象及骨髓象检查结果。

3.中性粒细胞缺乏者，宜住隔离病室或层流室，做好基础护理。

4.采取适当护理措施，预防或减轻皮肤、口腔黏膜、牙龈、鼻、胃肠道及脑等处出血。

5.预防感染

（1）严格执行无菌操作技术。

（2）预防皮肤与黏膜感染，保持皮肤、口腔、会阴及肛周等部位的清洁。

（3）预防呼吸道感染，保持病室环境清洁，空气清新并应限制探视人数。

（4）预防消化道感染，注意饮食卫生，白细胞数量极低时食物应经消毒后食用。

6.根据病情制订活动计划，规定活动量。

7.按医嘱给予高蛋白、高热量、富含维生素的饮食。

8.按医嘱给予抗生素、止血、输血、刺激骨髓造血功能的药物及免疫抑制剂等治疗。

【健康指导】

1.遵医嘱坚持治疗，学会自我护理，发现出血、感染等症状时应及时就医。

2.加强营养，预防感染。

3.长期接触可能引起本病的有毒物质的人员，须严格执行劳动防护措施，严格遵守操作规程，定期检查血象。

4.避免滥用对骨髓有损害的药物。停止接触及应用能损害骨髓造血功能的一切物品。

第四节　溶血性贫血患者护理

【评估】

1.病情评估：

（1）生命体征。

（2）有无畏寒、发热、腰背及四肢酸痛、恶心、呕吐、腹痛等症状。

（3）贫血和黄疸程度、尿色变化。

2.心理状况。

3.自理能力。

【护理】

1.按上述评估中所列各项观察病情。

2.急性溶血者，其贫血与症状严重，应卧床休息，充分饮水。出现血红蛋白尿时应按医嘱做碱化尿液处理，做好基础护理。慢性溶血及中度贫血者可适当活动，但仍以休息为主。

3.高热者按高热患者护理执行。

4.严格执行输血常规，预防因血型不合所致的输血后溶血的发生。

5.输血速度宜慢，输血过程中应密切观察输血反应，发现有溶血征象时，应立即停止输入，并向医生报告，迅速处理。

6.按医嘱给予高蛋白、高维生素饮食。

7.按医嘱给予糖皮质激素、免疫抑制剂、输血等治疗。

8.加强与患者的交流，帮助其减轻焦虑程度，保持良好的情绪，积极配合治疗。

【健康指导】

1.向患者介绍本病的常见病因，做好病因预防，如红细胞-6-磷酸葡萄糖脱氢酶缺陷症者，应禁止食用蚕豆和服用具有氧化性能的药物。

2.指导患者合理安排休息，根据病情进行适当的活动，以不出现心悸、气短及乏力为度。

3.自觉不适，贫血症状加重时，应及时就诊。

第五节　白血病患者护理

【评估】

1.病情评估：

（1）生命体征。

（2）症状评估

1）急性白血病者 有无发热及感染病灶，头晕、乏力及皮肤与结膜苍白等贫血症状，皮肤瘀点或瘀斑、牙龈出血及鼻出血，骨骼与关节疼痛，以及头痛、呕吐、颈项强直等中枢神经系统白血病症状。

2）慢性白血病者 有无乏力、低热、多汗、体重减轻、左上腹不适，或皮肤、齿龈、鼻出血等症状。

2.心理状况。

3.自理能力。

【护理】

1.按上述评估中所列各项观察病情。

2.了解血象和骨髓象检查结果。

3.发热、明显贫血或出血者，须卧床休息，做好基础护理。

4.发现皮肤、口腔、鼻腔有出血时，应按医嘱迅速止血。

5.中性粒细胞极少或进行化疗时的患者宜住隔离病室。

6.按医嘱给予高蛋白、高热量、高维生素等营养丰富的饮食。

7.对骨髓移植者，按骨髓移植患者护理要点执行。

8.对输注化疗药物的静脉应予以保护，药液不可外渗，并加强对静脉炎的防治。对化疗引起的全身不良反应，按医嘱给予对症处理。

9.必要时记录24h出入液量。

10.加强护患交流，了解患者对疾病与化疗反应的心理承受能力。帮助并鼓励其克服困难，使之积极配合治疗，完成治疗计划。正确对待疾病，树立战胜疾病的信心。

【健康指导】

1.长期接触放射性核素或有毒的化学物质者，应严格遵守劳动保护制度，定期检查血象。

2.向患者讲述本病的有关基本知识和接受巩固治疗的教育。

3.保持乐观心态，注意休息，加强营养，适度锻炼身体，以提高抗病能力。

4.避免去公共场所，以防发生呼吸道感染。

第六节　淋巴瘤患者护理

【评估】

1.病情评估：

（1）生命体征。

（2）淋巴结肿大的部位、程度，有无压迫症状。

（3）有无发热、盗汗、疲乏、消瘦、皮肤瘙痒或皮下结节等症状。

2.心理状况。

3.自理能力。

【护理】

1.按上述评估中所列各项观察病情。

2.患者在放疗和化疗期间应注意休息和预防呼吸道感染。

3.高热者应按高热患者护理执行。

4.因受肿大的淋巴结压迫而出现呼吸困难和发绀者，应予以氧吸入。

5.按医嘱给予高蛋白、高热量、高维生素的饮食。

6.按医嘱给予化疗。对输注化疗药物的静脉应予以保护，药液不可外渗，并加强对静脉炎的防治。对化疗引起的全身不良反应，应按医嘱给予对症处理。

7.保持良好的心态，注意休息与睡眠，加强营养，以提高机体的免疫能力。

8.对放疗者，应做好局部皮肤护理防止破损，出现不良反应时按医嘱给予对症处理。

9.加强与患者的沟通，帮助减轻对疾病和治疗的心理压力，增强信心。

第七节　特发性血小板减少性紫癜患者护理

【评估】

1.病情评估：

（1）生命体征。

（2）有无畏寒、发热及皮肤、黏膜出血等症状。

（3）有无内脏及脑出血的征象。

2.心理状况。

3.自理能力。

【护理】

1.了解血象与骨髓象检查结果。

2.急性型病情严重者，应卧床休息，做好基础护理，防止各种外伤。

3.出现鼻、齿龈、口腔黏膜出血时，按医嘱给予对症处理。皮肤瘀点处应注意防止破损。

4.对剧烈咳嗽和排便用力者，应按医嘱给予处理，防止引起颅内压升高而致脑出血。

5.按医嘱给予少渣软食，防止消化道出血。

6.按医嘱给予糖皮质激素、免疫抑制剂及输血小板等治疗。

7.加强与患者的交流，使之情绪稳定，积极配合治疗。

【健康指导】

1.向患者及其家属讲述预防出血的措施。儿童患者则需家长监护。

2.适当限制活动，预防各种外伤和感染。

3.出现本病症状时应及时就医。

第八节　弥散性血管内凝血患者护理

【评估】

1.病情评估：

（1）生命体征。

（2）出血的部位。

（3）有无低血压、休克、内脏栓塞相应症状，以及溶血所致的皮肤与黏膜黄染表现。

2.心理状况。

3.自理能力。

【护理】

1.按上述评估中所列各项观察病情。

2.卧床休息，做好基础护理。

3.对严重出血、低血压、休克者，应按时测量血压、脉搏、呼吸，密切观察瞳孔与意识变化，填写护理记录单，记录24h出入液量。患者呕血、便血、咯血时要准确记录出血量。

4.按医嘱给予饮食护理。胃肠道出血者应禁食，给予静脉输液。

5.按医嘱给予吸氧、抗凝、抗纤溶药物，以及补充凝血因子和血小板等治疗。在使用肝素抗凝过程中，应尽量减少肌内注射及各种穿刺，以免引起局部血肿。

6.按医嘱迅速有效地控制原发病，注意维持水、电解质与酸碱平衡，防止微循环淤滞。

7.做好心理护理，使患者保持稳定的情绪，安心接受治疗。

【健康指导】

1.告诫患者应减少诱发本病的因素，如积极预防和治疗感染性疾病。

2.产科患者如出现羊水栓塞、胎盘早剥等应及时接受监护和治疗，警惕本病的发生。

第八章 内分泌病和代谢病患者护理

第一节 甲状腺功能亢进症患者护理

【评估】

1.病情评估：

（1）生命体征。

（2）有无乏力、食欲亢进、畏热、多汗、消瘦等症状。

（3）有无急躁易怒、失眠、排便次数增多、眼球突出等异常改变。

（4）有无甲状腺危象的临床表现。

2.心理状况。

3.自理能力。

【护理】

1.按上述评估中所列各项观察病情。

2.保持身体及精神的良好休息。情绪紧张不安或失眠者，必要时可按医嘱给予镇静剂。

3.每周测量体重1次并记录。

4.加强对甲状腺危象患者的监护

（1）当患者出现高热、脉率120次/分以上、烦躁、大汗等症状，伴有厌食、恶心、腹泻等严重表现时，应立即向医生报告，给予吸氧，迅速建立静脉通道，协助紧急抢救。

（2）严密观察生命体征及意识状态的变化。

（3）做好基础护理。

（4）对出现高热、意识障碍、休克的患者，应按其护理要点执行。

5.加强对严重突眼患者的护理

（1）采取措施保护眼睛，以防强光和灰尘刺激，避免结膜炎、角膜炎乃至溃疡的发生。

（2）取高枕卧位，限制食盐摄入，以减轻球后水肿。

（3）鼓励患者每天做眼球运动，以改善眼肌功能。

6.按医嘱给予高热量、高蛋白、富含维生素（尤其是B族维生素）的饮食，忌用含碘多的食物，应鼓励患者多饮水。

7.对服用抗甲状腺药物治疗者，应观察有无发热、咽痛、皮疹等粒细胞缺乏症临床表现。

8.关心患者的情绪变化，给予适当的解释、安慰和鼓励，避免各种不良刺激，使之保持稳定的心态，安心休息和接受治疗。

9.需手术治疗者应做好转至外科的工作。

【健康指导】

1.遵医嘱坚持服药。

2.避免情绪激动，保持心境平和，注意休息，避免劳累，预防感冒，以减少本病的复发。

3.教给患者自我护理的方法，如对突出眼睛的保护措施，严禁用手挤压甲状腺，以防甲状腺因受压致甲状腺素分泌增多而加重病情等。

4.向患者及其家属讲解甲亢危象的症状和预防知识，若出现该症状时应立即就医。

第二节 甲状腺功能减退症患者护理

【评估】

1.病情评估：

（1）生命体征。

（2）体格发育情况及精神状态。

（3）有无畏寒、乏力、食欲减退、水肿、嗜睡和便秘等症状。

（4）有无黏液性水肿的临床表现。

2.心理状况。

3.自理能力。

【护理】

1.按上述评估中所列各项观察病情。

2.按医嘱给予低热量、低钠、高蛋白饮食，宜少量多餐。

3.鼓励多食粗纤维食物、适量活动，以防止便秘。必要时按医嘱给予缓泻剂。

4.加强对黏液性水肿患者的监护

（1）加强病情观察，包括有无嗜睡甚至昏迷、体温＜35℃、呼吸浅慢、心动过缓、血压下降、四肢肌肉松弛、反射减弱或消失等临床表现。

（2）建立静脉通道，按医嘱给予补液与给药。

（3）保持呼吸道通畅，给予持续吸氧。

（4）记录尿量。

（5）注意保暖。

（6）做好基础护理。

（7）昏迷者按意识障碍患者护理执行。

5.按医嘱给予药物治疗。对应用替代治疗者，应观察服药后病情是否改善，如尿量是否增加、体重是否减轻等。

6.关心与体贴患者，嘱家属及亲友多给予安慰，使之感受到温暖，减轻抑郁心理。

【健康指导】

1.嘱患者遵医嘱服用药物。服药过程中若出现脉搏增快、多汗、兴奋、体重明显减轻等症状时，应及时就医。

2.注意保暖以防止感冒，避免皮肤损伤和感染。

3.多食粗纤维食物，增加活动，预防便秘。

第三节　库欣综合征患者护理

【评估】

1.病情评估：

（1）生命体征。

（2）面容及体形改变、皮肤紫纹情况及有无感染。

（3）精神状态和情绪变化。

（4）有无骨质疏松、糖尿病、低钾血症的症状和水肿。

2.心理状况。

3.自理能力。

【护理】

1.按上述评估中所列各项观察病情。

2.保证充足的休息和睡眠。对于有骨痛症状的骨质疏松患者应适当限制活动，以防骨折，做好基础护理。

3.每周测量体重1次。

4.加强皮肤清洁护理并避免破损，注意保暖，以减少皮肤及肺部等感染。

5.对有高血压或糖尿病者，应按医嘱定期测量血压或血糖、尿糖。

6.发现患者有恶心、呕吐、腹胀、心律失常等低钾血症的症状时，应及时向医生报告并协助处理。

7.记录24h出入液量。

8.按医嘱给予饮食护理

（1）给予低热量、低脂、高蛋白、适量钠、含钾丰富的饮食，以预防和控制高血糖、水肿及血压异常。

（2）有骨质疏松者尚应摄取含钙或维生素D丰富的食物。

（3）有糖尿病者应进食糖尿病治疗饮食。

（4）有水肿和高血压者应限制水的摄入。

9.加强与患者的交流，做好心理护理，使之保持稳定的情绪。对于有严重的精神抑郁表现者，应帮助减轻悲观情绪，防止意外发生。

10.需手术治疗者，应做好转至外科的工作。

【健康指导】

1.向患者讲解坚持服药的重要意义，并指导服药的方法。

2.按医嘱合理安排膳食。

3.保持皮肤及口腔卫生，防止感染。

第四节　原发性慢性肾上腺皮质功能减退症患者护理

【评估】

1.病情评估：

（1）生命体征。

（2）精神状态。

（3）有无乏力、皮肤和黏膜色素沉着、胃肠道功能紊乱、消瘦、脱水等症状。

（4）有无肾上腺危象的表现。

2.心理状况。

3.自理能力。

【护理】

1.按上述评估中所列各项观察病情。

2.注意卧位休息。起床时动作应慢，以防发生直立性低血压。

3.做好基础护理，预防肺部、皮肤、口腔等部位的感染。

4.加强对肾上腺危象患者的监护

（1）患者出现恶心、呕吐、腹泻、严重脱水、低血压、精神异常，伴有高热等症状时，应及时向医生报告并协助处理。

（2）立即建立静脉通道，按医嘱给予补液及药物治疗。

（3）严密观察生命体征及尿量。

（4）加强安全护理。

5.记录24 h出入液量。

6.按时测量体重。

7.按医嘱给予高糖、高蛋白、高钠、低钾饮食。鼓励多饮水。

8.按医嘱准确执行糖皮质激素治疗（替代疗法）等措施。

9.加强与患者交流并给予心理支持，以减轻其抑郁情绪，树立接受长期治疗的信心。

【健康指导】

1.遵医嘱坚持按时、按量服药。

2.加强自我护理，减少诱发肾上腺危象的因素

（1）保持充足的休息和睡眠，防止过度劳累。

（2）注意保暖和加强个人卫生，防止肺部、皮肤及口腔感染。

（3）发生感染、创伤、大量出汗、呕吐、腹泻时应及时就医。

3.遵医嘱安排膳食。

第五节　尿崩症患者护理

【评估】

1.病情评估：

（1）生命体征。

（2）多尿、烦渴、多饮的程度。

（3）有无脱水症状。

2.心理状况。

3.自理能力。

【护理】

1.按上述评估中所列各项观察病情。

2.注意卧床休息。

3.观察尿量、尿色，必要时测量尿比重。

4.患者若除口渴外，还表现为乏力、唇黏膜干燥、皮肤弹性差、眼窝凹陷、尿量少等脱水症状时，应及时向医生报告，予以纠正。

5.准确记录24 h出入液量。

6.按医嘱给予高蛋白、高热量、富含维生素的饮食。鼓励多饮水，但不可过量，以防水中毒。

7.按医嘱执行抗利尿药物治疗和激素替代疗法。用药过程中应密切观察有无水中毒、低血糖、低钾血症等不良反应。

8.耐心向患者介绍本病的有关知识，使之减轻焦虑程度，积极配合各项检查、试验及治疗。

【健康指导】

1.讲解坚持服药的重要意义、药物的不良反应与观察方法。

2.加强病情的自我监护，准确监测24 h出入液量并做好记录，发现异常应及时就诊。

3.遵医嘱合理调配饮食。

4.防止颅脑损伤、脑炎或脑膜炎等脑部感染，以减少引发本病的因素。

第六节 糖尿病患者护理

【评估】

1.病情评估：

（1）生命体征。

（2）多尿、多饮、多食和体重减轻的程度。

（3）有无糖尿病酮症酸中毒的表现。

2.心理状况。

3.自理能力。

【护理】

1.按上述评估中所列各项观察病情。

2.无严重并发症者，宜鼓励适当活动。

3.入院时应测量身高与体重，以后每周测量体重1次。

4.按时检测血糖和尿糖。

5.严格按医嘱执行糖尿病饮食治疗，定时、定量进餐，并应向患者说明饮食治疗的重要性，以取得其主动配合。

6.根据患者年龄、性别、体力、病情及有无并发症等不同情况，指导进行长期有规律的适量运动锻炼，并定期进行疗效评定以调整运动计划。

7.按医嘱执行口服降血糖药或注射胰岛素治疗。治疗期间应严密观察有无低血糖反应，如患者出现疲乏、面色苍白、头晕、心悸、出汗、饥饿等症状时，应测定血糖，并向医生报告，立即给予处理。

8.保持口腔、皮肤的清洁，避免皮肤破损，防止口腔炎、牙龈炎及皮肤感染。

9.有糖尿病足者，应做好足部皮肤的护理，加强对病变的观察。

10.密切观察有无并发酮症酸中毒。如已发生，应立即协助医生紧急处理。

11.必要时，应记录24h出入液量。

12.加强与患者的思想交流，使之了解本病的基本知识、治疗要求和预后，帮助减轻心理压力，建立坚持终身治疗的信心。

【健康指导】

1.指导患者及其家属正确掌握饮食、运动、药物治疗等方面的具体措施与注意事项，以及胰岛素注射的部位与操作方法。

2.告诫患者戒酒。

3.指导患者监测血糖、尿糖的方法。

4.向患者讲解低血糖的临床症状、预防及紧急处理的方法。

5.保持规律的生活，注意个人卫生，做好足部护理，预防各种感染。

6.当原有糖尿病症状加重，并出现食欲减退、恶心、呕吐、极度口渴等症状，是并发酮症酸中毒的表现，应立即就医诊治。

7.遵医嘱定期复查，以了解病情控制情况，及时调整治疗方案，尽早防治慢性并发症。

第七节　糖尿病酮症酸中毒患者护理

【评估】

1.病情评估：

（1）生命体征。

（2）意识状态、瞳孔大小和对光反应。

（3）糖尿病症状。

（4）软弱无力、食欲减退、呕吐、极度口渴、尿量显著增多、头痛等症状。

（5）失水程度。

2.心理状况。

3.自理能力。

【护理】

1.按上述评估中所列各项观察病情。

2.绝对卧床休息，做好基础护理。

3.昏迷者按意识障碍患者护理执行。

4.严格执行医嘱，配合抢救

（1）立即建立静脉通道，给予静脉输液。

（2）准确、及时给予胰岛素治疗。

（3）在上述治疗过程中，按时留取血、尿标本，送检尿糖、尿酮、血糖、血酮、血钾、血钠及二氧化碳结合力等项目。

5.当患者能进食时，应按医嘱给予糖尿病流质或半流质饮食。

6.做好口腔、皮肤护理，预防继发性感染。

7.填写护理记录单，记录24h出入液量、生命体征、病情变化及抢救措施等内容。

8.对意识清醒者，应给予良好的心理护理，使之树立战胜疾病的信心。

【健康指导】

1.遵医嘱进行药物治疗和饮食治疗，以控制糖尿病症状。

2.防治感染，以减少引发本病的因素。

3.定期检查血糖、血酮、尿糖、尿酮。当出现糖尿病症状加重时，应及时就医，防止本病的发生。

第八节 痛风患者护理

【评估】

1.病情评估：

（1）生命体征。

（2）有无痛风石形成。

（3）有无肾绞痛、血尿等症状。

2.心理状况。

3.自理能力。

【护理】

1.按上述评估中所列各项观察病情。

2.急性关节炎期患者应绝对卧床休息、抬高患肢，避免受累关节负重，做好基础护理。

3.病情平稳时应坚持适量活动，防止肥胖。

4.对痛风石致皮肤溃破处应及时更换敷料，保持局部清洁。

5.按医嘱调节饮食，应限制蛋白质摄入量，不食嘌呤含量高的食物，严格戒酒，鼓励多饮水。

6.按医嘱给予药物治疗。因秋水仙碱、吲哚美辛、吡罗昔康、保泰松等药物均对胃黏膜有损害作用，应用中须观察患者有无胃部不适，防止上消化道出血。

7.做好心理护理，使之避免过度精神紧张，以稳定情绪，积极配合治疗。

【健康指导】

1.遵医嘱调节饮食，蛋白质摄入量限制在 $1g/(kg \cdot d)$ 左右，不可食用嘌呤含量高的食物，如动物内脏、沙丁鱼、鱼卵、豆类、发酵的食物等，应严格戒酒，多饮水。

2.鼓励坚持做适度的运动，逐渐将体重控制在标准体重范围内。

3.指导患者做自我检查，如触摸耳朵及手足关节处有无痛风石形成，发现异常时应及时就医。

4.防止受寒、关节创伤、劳累、感染，并应避免精神受刺激，以减少发病的诱因。

第九章 风湿病科疾病患者护理

第一节 系统性红斑狼疮患者护理

【评估】

1.病情评估：

（1）生命体征。

（2）发热、全身不适、乏力、食欲减退、体重减轻等症状。

（3）关节受累的部位、肿痛程度、晨僵表现。

（4）皮肤损害情况。

（5）是否有肾、中枢神经系统、肺、心、消化道等器官受损的症状。

2.心理状况。

3.自理能力。

【护理】

1.按上述评估中所列各项观察病情。

2.急性活动期患者应卧床休息，做好基础护理。慢性期或病情稳定者可适当活动锻炼。

3.对有发热、全身不适、食欲减退等症状者，应做好相应的护理。

4.密切观察口腔黏膜变化，做好口腔护理，防止真菌感染。

5.关节明显肿痛者，应采取适当的体位、局部热敷、避免关节负重等措施，以减轻肿胀与疼痛。

6.皮肤受损者，应避免皮肤直接暴露于阳光下，局部保持清洁与干燥，不可用刺激性洗洁精擦洗。皮肤受损有感染时，应按医嘱给予换药处理。

7.有肾、心、中枢神经系统等器官受损症状者，应按各有关护理要点执行。

8.按医嘱给予易消化、充足热量、高蛋白、高维生素的饮食。合并肾功能不全者给予低盐、低蛋白饮食，心力衰竭者给予低盐、低热量饮食，意识障碍者给予鼻饲流质。

9.按医嘱执行药物治疗。

10.做好心理护理，帮助患者认识本病的基本知识及治疗方案，克服悲观情绪，保持愉快的心情，树立信心，配合医疗与护理。

【健康指导】

1.遵医嘱坚持长期用药，防止复发。

2.避免可能诱发本病的因素

（1）光过敏者应避免皮肤直接暴露于阳光下。

（2）避免刺激性物质接触皮肤，如碱性肥皂、化妆品等。

（3）避免服用苯妥英钠、异烟肼等可诱发本病的药物。

（4）避免妊娠。

3.保持愉快心情，注意避免劳累，合理饮食、休息与活动锻炼，以增强体质，提高免疫力。

4.发生感染或其他并发症时，应及时就医。

第二节　类风湿关节炎患者护理

【评估】

1.病情评估：

（1）生命体征。

（2）有无低热、乏力、食欲减退、体重减轻及手足发冷等症状。

（3）关节受累的部位、肿痛程度、晨僵表现、畸形及活动受限的情况。

（4）有无皮下类风湿结节。

（5）是否有心脏、神经系统、肺等器官受损的症状。

2.心理状况。

3.自理能力。

【护理】

1.按上述评估中所列各项观察病情。

2.有发热及关节明显肿痛时，须在保持关节功能位的状态下，选择适当体位卧床休息，做好基础护理。在疼痛缓解后可尽早进行关节活动，并进行治疗性锻炼，包括主动和被动关节活动，防止肌肉萎缩、关节废用。

3.注意肢体保暖，或采用不同方法的热疗，以维持良好的血液循环，使肌肉松弛利于锻炼的进行。

4.皮肤破损处应给予换药处理，保持局部清洁、干燥，防止感染。

5.有心脏、神经系统、肺等器官受损症状者，应按各有关护理要点执行。

7.按医嘱给予富含蛋白质及维生素的饮食。

8.按医嘱执行药物治疗。

9.做好心理护理，帮助患者了解本病的基本知识、治疗方案及关节锻炼的方法，使之减轻忧郁、悲观、担心致残等不良心理反应，坚定信心，配合医疗与护理。

【健康指导】

1.遵医嘱按时、按量服药。

2.症状基本控制后可适当进行活动锻炼，无须过度限制活动，以防导致关节废用、肌肉萎缩，影响关节功能。

3.保持愉快心情，合理饮食、休息与锻炼，以增强体质，提高免疫力。

4.预防感染以减少本病的反复发作，出现其他并发症时，应及时就医。

第三节　皮肌炎患者护理

【评估】

1.病情评估：

（1）生命体征。

（2）面部皮肤出现水肿性暗紫色红斑的范围。

（3）肘、膝和指（趾）关节等处有无丘疹或斑块。

（4）肌无力、肌萎缩及肌肉疼痛、肿胀与压痛的程度。

2.心理状况。

3.自理能力。

【护理】

1.按上述评估中所列各项观察病情。

2.病情严重，有明显肌痛与肌肿胀症状者，须卧床休息，做好基础护理。

3.病情缓解后可逐步增加活动量，对肌无力的肢体应协助做被动运动或按摩，以帮助肌功能的恢复。

4.加强皮肤护理，保持皮肤损害处的清洁与干燥，防止感染。有感染时应按医嘱给予对症处理。

5.肺及心脏出现受损症状时，应按各有关护理要点执行。

6.按医嘱给予富含蛋白质和维生素的饮食。咀嚼和吞咽困难者给予半流质饮食，必要时给予鼻饲饮食。

7.按医嘱执行药物治疗。

8.做好心理护理，帮助患者了解本病的基本知识，减轻焦虑程度和悲观情绪，坚持长期治疗，并能掌握康复的自我护理方法。

【健康指导】

1.遵医嘱坚持应用药物治疗。

2.保持乐观情绪，合理饮食与休息，以增强体质，提高免疫力。

3.逐步增加活动量，适度锻炼，促进肌功能的恢复。

4.保持受损皮肤的清洁与干燥，防止感染。有感染时应及时就医，掌握正确的处理方法。

第十章　神经内科疾病患者护理

第一节　急性炎症性脱髓鞘性多发性神经病患者护理

【评估】

1.病情评估：

（1）生命体征。有无呼吸麻痹。

（2）肢体运动障碍和感觉障碍的程度。

（3）有无脑神经受损症状，如双侧面瘫。

（4）有无多汗、皮肤潮红等自主神经功能障碍症状。

2.心理状况。

3.自理能力。

【护理】

1.按上述评估中所列各项观察病情。

2.急性期患者须卧床休息，做好基础护理，按病情协助做肢体主动或被动运动。恢复期应加强肢体的功能锻炼。

3.因呼吸肌运动障碍导致呼吸麻痹者，应及时吸痰，保持呼吸道通畅，防止呼吸道感染。必要时给予氧气吸入，并随时备好气管插管、气管切开及人工呼吸器等急救用品。

4.瘫痪者，按瘫痪患者护理要点执行。

5.对面瘫、眼睑不能闭合者，应用眼膏和眼罩。恢复期应加强面部肌肉的主动和被动运动。

6.对感觉障碍的肢体应给予保暖，严防烫伤。

7.对出汗多者，应加强皮肤护理，保持内衣和床单的清洁与干燥，避免受凉。

8.按医嘱给予高热量、高蛋白、高维生素、易消化的饮食。吞咽困难者可给予鼻饲饮食。

9.按医嘱执行药物治疗。对使用激素者，应密切观察有无消化道出血，警惕应激性溃疡的发生。

10.了解患者的心理状况，给予安慰和耐心的解释，帮助减轻紧张情绪，使其树立战胜疾病的信心。

【健康指导】

1.遵医嘱按时服药，加强肢体的功能锻炼。

2.坚持适当的运动，保证足够的营养，增强体质，提高免疫力。

3.预防上呼吸道及肠道病毒感染，减少发病因素。

第二节　急性脊髓炎患者护理

【评估】

1.病情评估：

（1）生命体征。

（2）肢体运动与感觉障碍的部位、平面和程度。

（3）有无尿潴留或尿、便失禁。

2.心理状况。

3.自理能力。

【护理】

1.按上述评估中所列各项观察病情。

2.卧床休息，保持肢体功能位置，做好基础护理，采取措施预防肺炎和压疮。

3.有呼吸困难者，应及时吸痰以保持呼吸道通畅，按医嘱给予氧气吸入。备好气管插管、气管切开及人工呼吸器等急救用品。

4.对尿潴留者，按医嘱给予留置尿管，定时放尿，以助训练膀胱排尿功能。

5.按医嘱给予高热量、高蛋白、高维生素和富含纤维素的饮食，鼓励多饮水。

6.按医嘱执行药物治疗，大剂量使用激素时，应观察粪便颜色，注意有无消化道出血。

7.做好心理护理，鼓励患者保持良好的心态，树立战胜疾病的信心。病情稳定后坚持尽早进行瘫痪肢体的功能锻炼。

【健康指导】

1.加强营养，增强体质，提高免疫力。

2.加强肢体锻炼，促进肌力康复。

3.预防上呼吸道及肠道病毒感染，以减少发病因素。

4.防止受凉、疲劳及外伤，以减少发病诱因。

第三节 急性病毒性脑炎患者护理

【评估】

1.病情评估：

（1）生命体征，注意发热程度。

（2）头痛、呕吐症状。

（3）精神状态及意识变化。

（4）有无癫痫发作或瘫痪。

2.心理状况。

3.自理能力。

【护理】

1.按上述评估中所列各项观察病情。

2.卧床休息，做好基础护理。恢复期患者应协助做肢体功能锻炼。保持病室安静，温度适宜。

3.高热者，按高热患者护理执行。

4.精神失常者，要加强安全护理，防止自伤和伤人。

5.意识障碍者，按意识障碍患者护理执行。

6.癫痫发作者，按医嘱及时给药，尽快控制发作，并按癫痫患者护理要点执行。

7.按医嘱给予高热量、清淡、易消化的饮食。不能进食者给予鼻饲饮食。

8.按医嘱执行药物治疗。

9.做好心理护理，加强与患者交流，讲解有关本病的基本知识，树立战胜疾病的信心。

【健康指导】

1.向患者及其家属讲解本病的防治及急救知识。

2.指导患者及其家属掌握言语训练、肢体运动和功能锻炼的方法。

第四节　脑梗死患者护理

【评估】

1.病情评估：

（1）生命体征。

（2）偏瘫的程度。

（3）有无抽搐症状。

2.心理状况。

3.自理能力。

【护理】

1.按上述评估中所列各项观察病情。

2.卧床休息，做好基础护理。病情平稳后应尽早协助进行肢体功能锻炼和言语训练。按分级护理要点逐步增加活动范围。

3.注意吸痰，保持呼吸道通畅，遵医嘱给予氧吸入。

4.高热者，按高热患者护理执行。

5.抽搐者，应做好安全护理，防止受伤，并按医嘱给予处理。

6.合并高血压、心脏病或糖尿病者，按有关护理要点执行。

7.准确记录24h出入量。

8.按医嘱给予低脂、低盐饮食。不能进食者可给予鼻饲饮食。

9.按医嘱执行溶栓、抗脑水肿、改善微循环、抗凝及扩血管等药物治疗。正确掌握给药的方法和观察药物的不良反应，尤其应注意有无出血倾向如颅内出血，以及因栓子脱落而引起其他部位栓塞的症状。

10.了解患者心理状态，鼓励家属及朋友关心患者，帮助克服自卑情绪，坚持肢体功能锻炼和言语训练，提高生活自理能力和生活质量。

【健康指导】

1.积极治疗原发病，如高血压病、高脂血症、糖尿病等，对短暂性脑缺血发作应及时就医，以减少发病因素。

2.进低脂、低胆固醇、低盐饮食为宜，并忌吸烟与饮酒。

3.坚持进行肢体功能锻炼和言语训练，以促进康复。

4.对长期卧床患者，应指导其家属掌握预防压疮、肺炎、尿路感染等合并症的方法。

第五节　脑出血患者护理

【评估】

1.病情评估：

（1）生命体征。注意高热程度及呼吸深度与节律变化。

（2）有无头痛、呕吐、意识障碍、肢体瘫痪、失语、瞳孔变化等症状。

（3）有无合并脑水肿及消化道出血的症状。

2.心理状况。

3.自理能力。

【护理】

1.按上述评估中所列各项观察病情。

2.急性期须卧床休息，减少搬动，更换体位时应保护头部且避免振动，做好基础护理。

3.保持环境安静，避免各种刺激。

4.加强对神经功能的监护，包括意识、瞳孔、肢体运动、感觉等变化及言语反应，并做好记录。发现异常应及时向医生报告，迅速处理。

5.及时吸痰，保持呼吸道通畅。必要时给予氧气吸入，并备好气管切开所需用物。

6.高热者，按高热患者护理要点执行。

7.对躁动不安者，应加强安全护理，必要时按医嘱给予镇静剂。

8.便秘者，可按医嘱应用缓泻剂或开塞露，嘱患者排便时切勿用力。

9.不能进食者，按医嘱给予静脉补充液体及电解质或给予鼻饲饮食。

10.进行鼻饲前应抽吸胃液，若发现胃液呈咖啡色，或解黑色大便时，要警惕消化道出血的发生，应及时向医生报告并给予处理。

11.按医嘱执行控制脑水肿，预防或控制感染，以及对症处理等治疗。应正确掌握用药方法。

12.准确填写护理记录单上各项内容。

13.病情平稳后，应尽早进行瘫痪肢体功能锻炼和言语训练。恢复期，应按分级护理要点鼓励逐渐增加活动范围，血压较高及心脏病者活动量不宜过大。

14.给患者关心与安慰，讲解本病的基础知识，使之保持情绪稳定，积极配合治疗。

15.需手术者应按医嘱做好转至外科的工作。

【健康指导】

1.积极治疗原发病，如高血压病和动脉粥样硬化等。

2.避免情绪激动、过度兴奋、劳累、脑力紧张活动、用力排便等，以减少发病诱因。

3.指导家人帮助患者做好各种基础护理、进行瘫痪肢体功能锻炼和言语训练。

第六节　蛛网膜下腔出血患者护理

【评估】

1.病情评估：

（1）生命体征。

（2）意识状况。

（3）头痛、恶心及呕吐的严重程度。

2.心理状况。

3.自理能力。

【护理】

1.按上述评估中所列各项观察病情。

2.急性期应绝对卧床休息4~6周，做好基础护理。对头痛和躁动不安者，应按医嘱给予镇静剂。

3.避免过度用力，如用力排便等，以防造成再出血。

4.按医嘱给予低盐、低脂、富含维生素的饮食。

5.按医嘱执行止血、抗脑水肿、对症处理等治疗。应掌握正确的用药方法。

6.向患者讲解本病的基础知识，使之避免因情绪激动而加重病情，消除紧张、恐惧等不良心理反应，积极配合治疗。

【健康指导】

1.积极治疗原发病，如颅内动脉瘤及动静脉畸形、高血压病、脑动脉粥样硬化等。

2.避免剧烈活动、排便用力或情绪激动等诱发本病的因素。

3.女性患者1～2年内应避免妊娠。

第七节　帕金森病患者护理

【评估】

1.病情评估：

（1）生命体征。

（2）震颤、肌强直、运动减少和体位不稳的程度。

2.心理状况。

3.自理能力。

【护理】

1.按上述评估中所列各项观察病情。

2.严重帕金森病和肌强直者应卧床休息，须加用床档以防坠床，做好基础护理。

3.加强安全护理，防止患者跌伤或撞伤等躯体损伤。有精神障碍症状者不可单独离开病区活动。

4.鼓励并指导患者生活上自我护理，在不引起疲劳的条件下进行适当活动，必要时应给予协助。

5.按医嘱给予高热量的半流质饮食。

6.按医嘱执行药物治疗。对服用左旋多巴类药物者，应密切观察其不良反应，如出现舞蹈样动作、手足徐动症、直立性低血压、呕吐、厌食以及幻觉躁狂等症状时，应向医生报告给予处理。

7.加强与患者交流，给予关心和鼓励，使之克服自卑心理，增强治疗的信心。对有精神症状如忧郁、痴呆的患者，要注意防止发生意外。

【健康指导】

1.指导合理饮食，加强营养，增强体质。

2.遵医嘱坚持用药，并使之了解不良反应，有不良反应时，应及时就医。

3.指导患者进行适当活动和生活自理能力的训练。

第八节　癫痫患者护理要点

【评估】

1.病情评估：

（1）生命体征。注意呼吸道堵塞及发绀的表现。

（2）瞳孔大小及对光反应的变化。

（3）运动、感觉、意识障碍及行为异常的症状。

（4）癫痫发作的频率、持续时间以及发作后的精神、躯体情况。

（5）有无口腔分泌物及尿失禁。

2.心理状况。

3.自理能力。

【护理】

1.按上述评估中所列各项观察病情。

2.患者有发作的先兆症状如头晕时，应立即卧床休息。

3.发作时患者的护理

（1）立即让患者平卧，解开衣领和衣扣，头偏向一侧，及时吸除口腔内分泌物，保持呼吸道通畅，给予氧吸入。

（2）上下牙列间置以软质牙垫，防止舌和颊部被咬伤。

（3）应加床档以免跌伤。对抽搐的肢体不可用力按压，以防骨折或脱臼等。

（4）按医嘱给予镇静、抗癫痫药物，以预防再次发作。

4.癫痫持续状态患者的护理

（1）在做好上述发作时护理（1）~（3）的同时，应迅速按医嘱静脉滴注或肌内注射镇静、抗癫痫药物以控制发作，并防治脑水肿。

（2）准备好气管切开所需用物，必要时协助医生做气管切开，行人工辅助呼吸。

（3）保持环境安静，避免强光刺激。

（4）昏迷者，按意识障碍患者护理执行。

5.发作间歇期患者的护理

（1）按医嘱定时给予抗癫痫药物。

（2）患者应适当卧床休息，限制在病区内活动。发作较频者仍应加床档保护，以防跌伤。

（3）避免精神紧张和过度疲劳，预防再次发作。

6.按医嘱正确执行抗癫痫药物的应用。

7.按医嘱给予高热量、高蛋白、高维生素的饮食。

8.做好心理护理，帮助患者克服自卑、恐惧的消极心态，使之树立战胜疾病的信心。

【健康指导】

1.积极进行病因治疗。

2.遵医嘱坚持按时服药，以免发病。

3.避免过度疲劳、便秘、睡眠不足和情绪激动等诱发本病的因素。

4.有发作的先兆症状如头晕时，应立即平卧，以防摔伤。

5.发作间歇期可参加适当的体育活动，但不可参加高空作业、游泳、驾车和操作机器等工作，以免一旦发作时发生危险。

6.嘱患者外出时，随身携带注明姓名、单位、住址的诊断卡，以便一旦发作时为急救者提供信息。

第十一章　传染病科疾病患者护理

第一节　病毒性肝炎患者护理

【评估】

1.病情评估：

（1）生命体征。

（2）急性肝炎

1）发热程度、体温变化规律。

2）有无疲乏、食欲减退、厌油、恶心、呕吐、腹胀、肝区疼痛等症状。

3）尿液和粪便的颜色。有无皮肤、巩膜黄染，有无皮肤瘙痒与破损。

4）营养状况及体重。

（3）重型肝炎

1）意识状态。

2）黄疸进行性加重的程度。

3）消化道症状。

4）有无合并出血、肾衰竭、肝性脑病等的临床表现。

（4）慢性肝炎　食欲减退、恶心、腹胀、乏力、肝区疼痛、黄疸等症状的变化。

2.心理状况。

3.自理能力。

【护理】

1.严格采取隔离措施　甲型、戊型肝炎者，按《消化道隔离常规》执行。乙型、丙型肝炎者，按《血液/体液隔离常规》执行。

2.按上述评估中所列各项观察病情。

3.了解患者肝功能检查及肝炎病毒标志物检测的结果，以正确掌握病情。

4.卧床休息 急性肝炎早期，应卧床休息。重型肝炎者，需绝对卧床休息，进行监护。慢性肝炎复发恶化时，亦应卧床休息，病情好转后可逐渐增加活动量，但要避免过劳。患者卧床期间应做好基础护理。

5.按医嘱给予合理饮食

（1）急性肝炎者 有厌油、恶心、食欲减退等症状时，进有足够热量与蛋白质、维生素含量丰富、易消化的清淡饮食。食欲正常后可进普通饮食。有明显消化道症状且有呕吐者，按医嘱给予静脉补液。

（2）重型肝炎者 进低脂、低盐、高糖、高维生素、清淡的流质或半流质饮食，限制蛋白质摄入量。昏迷者给予鼻饲饮食。

（3）慢性肝炎者 进高蛋白饮食，肥胖者应适当限制热量以防发生脂肪肝和糖尿病。

6.发热期间应做好口腔、皮肤护理，防止并发症的发生。

7.对有皮肤瘙痒者，应协助保持皮肤清洁，必要时按医嘱给予局部涂擦止痒药物，防止皮肤因搔抓而破损。

8.腹胀时，予以半坐卧位，并禁食产气食物，严重者可按医嘱给予药物治疗。

9.有腹水者，应按时测量腹围和体重。

10.对重型肝炎者，应加强并发症的观察与护理。

11.根据病情需要记录24h出入量或填写护理记录单上各项内容。

12.按医嘱执行药物治疗。

13.加强与患者的交流，了解其对疾病的认识和心理反应，做好心理护理，帮助克服悲观情绪，树立战胜疾病的信心。

【健康指导】

1.宣传各型病毒性肝炎的发病、传播、隔离知识及预防措施。

2.向患者及其家属进行本病自我护理的知识教育，如注意适当休息，避免劳累，保持乐观情绪，合理饮食，禁止饮酒，加强皮肤护理，遵医嘱应用药物，不可自用对肝脏有损害的药物等，以促进本病早日康复。

3.在病情稳定期，应适当加强体格锻炼，增强体质。

4.宣传本病彻底治愈的重要性及肝炎迁延对人体的危害。

5.乙、丙、丁、庚型肝炎患者与病毒携带者不得献血。

6.凡接受输血、应用血制品者，出院后需定期检测肝功能及肝炎病毒标志物，以早期发现本病并及时治疗。

第二节 流行性乙型脑炎患者护理

【评估】

1.生命体征。注意高热程度与热型。

2.意识障碍程度、瞳孔大小与对光反应。

3.抽搐的持续时间与部位，以及脑膜刺激征。

4.有无出现呼吸衰竭症状。

【护理】

1.严格按《昆虫隔离常规》执行。

2.按上述评估中所列各项观察病情。

3.患者应绝对卧床休息，做好基础护理，预防肺部、口腔等处感染的发生。

4.高热者，按高热患者护理执行，降温过程中尤其应注意降低头部的温度。

5.加强惊厥或抽搐患者的护理

（1）做好安全护理，防止受伤。

（2）及时吸痰，保持呼吸道通畅，持续吸氧。必要时，协助医生行气管切开，给予加压呼吸。

（3）按医嘱给予祛除病因、镇静、抗惊厥药物的治疗。正确掌握给药方法，密切观察抗惊厥药物应用后有无对患者的呼吸产生抑制作用。

6.病情需要时，应记录24h出入量或填写护理记录单上各项内容。

7.按医嘱给予饮食 高热者进清淡流质饮食。昏迷及吞咽困难者给予鼻饲。频繁抽搐或不宜鼻饲者，给予静脉营养支持治疗。恢复期患者应逐渐增加有营养、高热量的饮食。

8.协助医生行腰椎穿刺采集脑脊液送检。术后应去枕平卧4～6h。

9.对于意识清醒的患者，应给予关心和安慰，使之保持情绪稳定，逐渐适应环境，积极主动配合治疗。

10.对恢复期及有后遗症的患者，在应用理疗、针刺、按摩、体疗、药物等治疗的同时，应加强吞咽、言语、肢体功能及认知能力的训练。

【健康指导】

1．宣传本病的预防知识和灭蚊、防蚊，提倡应用乙脑疫苗预防注射等措施。

2．有失语、瘫痪、精神失常、扭转痉挛等后遗症者，应定期复查，继续治疗至恢复或病情相对稳定。

第三节　流行性出血热患者护理

【评估】

1．病情评估：

（1）生命体征。注意发热程度、热型及低血压的发生。

（2）尿量变化。

（3）有无鼻出血、咯血、呕血、便血等症状。

（4）有无肺水肿、继发性感染等并发症。

2．心理状况。

3．自理能力。

【护理】

1．患者须住在单人病房内。

2．患者的排泄物、分泌物及流出的血液均应经消毒处理后弃之。

3．按上述评估中所列各项观察病情。

4．急性期患者须绝对卧床休息，避免搬动，做好基础护理，至恢复期可逐渐增加活动量。

5．对发热期有头痛、眼眶痛、腰痛症状的患者，应给予减轻疼痛的护理措施或按医嘱给予止痛药物。

6．高热者，按高热患者护理执行。

7．少尿期患者应严格控制液体的入量。

8．多尿期患者应按治疗原则补充液体，水分补充以口服为主，密切观察有无水及电解质紊乱的症状。

9．恢复期患者应加强营养并逐渐增加活动量，促使健康恢复。

10．对合并出血、肺水肿的患者，应按医嘱给予相应治疗和护理。采取护理措施预防口腔、肺部、肠道及尿路的继发感染。

11.按医嘱给予高热量、富含维生素的流质或半流质饮食。少尿期进低盐、低蛋白饮食，多尿期进含钾丰富的饮食。

12.按医嘱执行各种治疗。

13.填写护理记录单，准确记录出入量、生命体征及病情变化，发现异常时应及时通知医生，并协助处理。

14.了解患者在各期病程中的不良心理反应，给予有针对性的心理支持，使之能安心住院，配合治疗。

【健康指导】

1.宣传本病的预防知识以及做好防鼠、灭鼠等措施。

2.加强营养，注意休息，适当活动锻炼，以增强体质。

3.肾功能尚未完全恢复者，应遵医嘱定期复查。

第四节　艾滋病患者护理

【评估】

1.病情评估：

（1）生命体征。注意发热的持续时间。

（2）乏力、盗汗、消瘦、淋巴结肿大、感染等情况。

（3）食欲减退、恶心、腹泻等消化道症状。

（4）咳嗽、呼吸困难症状。

2.心理状况。

3.自理能力。

【护理】

1.严格按《血液/体液隔离常规》执行。

2.按上述评估中所列各项观察病情。

3.患者伴有机会性感染时，应绝对卧床休息，做好基础护理。症状减轻后可起床逐步增加活动量。

4.针对出现的各种症状进行对症护理，包括皮肤、口腔、咽喉反复发生的感染及发热、咳嗽、腹泻等。

5.按医嘱给予高热量、高蛋白、富含维生素的易消化饮食，鼓励多进食，以防止体重减轻。

6.按医嘱执行抗病毒、免疫疗法、抗机会性感染等药物治疗。

7.经常与患者交流，给予关怀和同情，针对其心理障碍进行疏导以减轻自卑、孤独、抑郁和恐惧感。教育其家人尊重患者，不可采取歧视态度，热情帮助患者树立战胜疾病的信心和决心。

【健康指导】

1.宣传本病的传播途径及预防知识。

2.在日常生活中，勿与他人共用可能被血液或体液污染的物品。

3.加强营养，提高机体免疫力，以预防发生各种机会性感染。

4.已感染本病的育龄妇女应避免妊娠，已受孕者应终止妊娠。

5.遵医嘱按时服药。

第五节　传染性非典型肺炎患者护理

【评估】

1.病情评估：

（1）生命体征。注意发热程度及伴随症状。

（2）有无干咳、胸闷、呼吸加速、气促等症状。

（3）有无明显的呼吸窘迫表现。

2.心理状况。

3.自理能力。

【护理】

1.严格按《呼吸道隔离常规》和《接触隔离常规》执行。

2.按上述评估中所列各项观察病情。

3.卧床休息，做好基础护理。

4.高热者，按高热患者护理执行，伴有全身酸痛明显者，可按医嘱给予解热镇痛药。

5.咳嗽、咳痰者，按医嘱给予镇咳、祛痰药，保持呼吸道通畅，避免用力和剧烈咳嗽。

6.每天按时进行床旁无创血氧饱和度监测,并注意了解血气分析各项指标的检测结果。

7.气促明显、轻度低氧血症者,应尽早给予持续鼻导管吸氧。

8.加强重症患者的护理

(1)有明显呼吸困难或达到重症病诊断标准者,须进行监护,包括心率与心律,呼吸的速率、节律、深浅度,血压,体温,血氧饱和度等参数及意识变化。

(2)按医嘱使用无创正压通气,首选鼻罩、持续气道内正压(CPAP)的方法,暂停时间不超过30min,直至病情缓解。

(3)对严重呼吸困难和低氧血症,经过无创正压通气治疗后无改善,或不能耐受无创正压通气者,应及时做好协助医生进行气管内插管有创正压通气治疗的各项准备工作。

(4)一旦患者出现休克或多器官功能障碍综合征,应及时协助医生进行相应的抢救与处理。

(5)如患者出现幻觉、谵妄等精神、意识障碍时,应给予相应护理,加强安全保护。

(6)采取护理措施,预防口腔、肺部、皮肤等部位感染的发生。

(7)及时填写护理记录单,准确记录出入量、生命体征、病情变化、临时治疗与护理措施,并按时进行小结与总结。

9.按医嘱给予高热量、高蛋白、富含维生素、易消化的饮食,入量不足者应静脉适当补液,不能进食者经鼻饲补充营养。

10.按医嘱执行抗生素、糖皮质激素、中药、抗病毒、增强免疫功能等药物的综合治疗,并密切观察有无合并继发感染及其他药物不良反应。

11.采用多种方式耐心与患者进行交流,给予心理支持,使之有安全感,从而减轻以至消除恐惧心理和焦虑、抑郁等不良情绪,增强信心,积极配合治疗。

【健康指导】

1.介绍本病的发病原因、症状特点、传播途径及预防知识。

2.遵医嘱按时服药。

3.加强康复指导,包括调整心理状态保持乐观情绪、注意休息、有足够睡眠、合理饮食与补充营养、适当锻炼身体等,以增强抵抗疾病的能力。

4.告诫患者应注意居住环境和个人的清洁卫生,预防感冒,防止再次感染本病。

5.如有发热、全身不适、咳嗽等症状时，应及时就医。

第六节 流行性脑脊髓膜炎患者护理

【评估】

1.病情评估：

（1）生命体征。注意高热的程度。

（2）皮肤与黏膜瘀点或瘀斑表现。

（3）有无剧烈头痛、频繁呕吐、烦躁不安、颈项强直等症状。

（4）有无抽搐、意识障碍、瞳孔大小与对光反应异常等症状。

（5）有无休克、呼吸衰竭的临床表现。

2.心理状况。

3.自理能力。

【护理】

1.严格按《呼吸道隔离常规》执行。

2.按上述评估中所列各项观察病情。

3.卧床休息，保持安静，做好基础护理。

4.对出现大片瘀斑的皮肤应加强皮肤护理

（1）避免局部皮肤受压、擦伤、破溃。

（2）皮肤已破溃时，局部应涂以抗生素软膏，必要时以无菌纱布外敷，防止继发感染。

（3）皮肤出现坏死和感染时，应按时给予换药处理。

5.按医嘱给予高热量、高蛋白、富含维生素、易消化的流食或半流食，鼓励少量多次饮水。频繁呕吐不能进食时，给予静脉补液。

6.准确记录24h出入量。必要时填写护理记录单，记录病情变化及其他有关内容。

7.协助医生进行腰椎穿刺，采集脑脊液送检，术后应去枕平卧4～6h。

8.按医嘱给予抗菌、纠正休克、脱水以减轻脑水肿，以及对症处理等药物治疗。应掌握正确的用药方法。

9.耐心向患者进行解释与安慰，使之减轻紧张与恐惧的心理反应，主动配合治疗。

【健康指导】

1.介绍本病的流行季节、传播途径及预防知识。

2.冬春季节，如出现高热、头痛、皮肤瘀点、呕吐、抽搐、意识障碍等症状时，应及早去医院诊治。

3.对留有神经系统后遗症（如耳聋、肢体瘫痪等）的患者，应教会其家属协助患者进行功能锻炼的方法，并定期去医院复查，使之早日康复。

第七节　伤寒及副伤寒患者护理

【评估】

1.病情评估：

（1）生命体征。注意发热的持续时间与热型。

（2）有无腹胀、便秘、腹泻等症状，以及大便次数、量、性状。

（3）有无皮疹。

（4）有无并发肠出血、肠穿孔的临床表现。

2.心理状况。

3.自理能力。

【护理】

1.严格按《消化道隔离常规》执行。

2.按上述评估中所列各项观察病情。

3.严格卧床休息，做好基础护理。退热1周后可逐渐增加活动量。

4.高热者按高热患者护理执行。

5.便秘者按医嘱给予开塞露或生理盐水低压灌肠，避免排便时用力过度。

6.加强对并发症患者的护理

（1）肠出血

1）严格卧床。

2）观察并记录血压、脉搏、面色、神志变化及便血情况。

3）按医嘱给予禁食、静脉输液、输血、应用止血剂等处理。

（2）肠穿孔

1）取半坐卧位。

2）观察并记录血压、脉搏、面色、神志变化及腹部体征。

3）按医嘱给予禁食、胃肠减压、静脉输液、抗休克治疗等处理，以及做好转至外科手术治疗的准备工作。

7.按医嘱给予饮食。发热期给予营养丰富、清淡的流食，鼓励少量多次饮水，入量不足者给予静脉补液和补充电解质。退热期间给予高热量、无渣或少渣、不易产生胀气的半流食。恢复期以进软食为宜，食量应逐渐增加。

8.按医嘱给予抗菌药物及对症治疗。使用氯霉素期间，要密切观察血象及精神状态的变化等。

9.安慰与体贴患者，以减少其心理压力，保持稳定心态，配合治疗。

【健康指导】

1.介绍本病的传播途径，以及注意饮食、饮水和个人卫生等预防知识。

2.出现持续高热、皮疹、消化道异常症状时，应及时就医，防止肠出血、肠穿孔等并发症的发生。

第八节　细菌性痢疾患者护理

【评估】

1.病情评估：

（1）生命体征。注意高热程度。

（2）腹痛、腹泻、里急后重和黏液脓血便症状。

（3）有无水、电解质紊乱症状。

（4）有无感染性休克症状，如面色苍白、皮肤花斑、肢端厥冷及发绀等。

（5）有无中毒性脑病症状，如烦躁不安、嗜睡或昏迷、抽搐、瞳孔大小不等、对光反应迟钝或消失等。

2.心理状况。

3.自理能力。

【护理】

1.严格按《消化道隔离常规》执行。

2.按上述评估中所列各项观察病情。

3.卧床休息，做好基础护理。

4.高热、腹泻者，分别按有关护理要点执行。

5.按医嘱给予饮食。高热时进高热量、高维生素、易消化的流食或半流食，消化道症状减轻后鼓励正常饮食。

6.按医嘱给予抗菌药物与对症治疗。

7.按医嘱补充液体

（1）轻症患者，应鼓励饮水以预防脱水。

（2）脱水者，口服盐糖水、米汤加盐，或补液盐（ORS）等溶液以纠正脱水。

（3）重度脱水者，在口服补液同时应给予静脉补液。

8.对中毒型菌痢患者，应保持呼吸道通畅，给予氧吸入，并协助医生进行抢救，如降温与镇静、抗休克、治疗并发症等措施。

9.记录24h出入液量。病情危重者应填写护理记录单上所列各项内容，并按时小结与总结。

10.加强与患者的交流，使其有良好的心境，以利于疾病的康复。

【健康指导】

1.介绍本病的传播途径及注意饮食、饮水、个人卫生等预防知识。

2.嘱患者遵医嘱坚持服药治疗，达到在急性期彻底治愈的目的，防止转为慢性痢疾。

3.向慢性菌痢患者讲解引起急性发作的诱因，指导其对所用食具、便器、排泄物、用品进行消毒。

4.加强体育锻炼，增强体质。

第十二章　普通外科疾病患者护理

第一节　外科感染患者护理

一、非特异性感染患者护理

【评估】

1.病因。

2.病情评估：

（1）生命体征。

（2）有无发热、寒战、全身不适、乏力、肌肉及关节疼痛等全身感染症状。

（3）有无红、肿、热、痛、功能障碍、炎性渗出等局部症状。

（4）淋巴结是否肿大。

（5）有无糖尿病等其他合并症及近期用药情况。

（6）白细胞、血细菌培养及药物敏感试验等情况。

（7）营养状况。

3.对感染的认知程度及心理承受能力。

4.自理能力。

【护理】

1.针对病情定时监测血压、心率、脉搏、呼吸及体温的变化。

2.脓毒败血症患者，寒战、高热时遵医嘱进行血培养。

3.遵医嘱对重症患者给予静脉补液，维持水、电解质和酸碱平衡，必要时给予输血。

4.遵医嘱早期、大剂量或联合应用抗生素控制感染，治疗中注意观察治疗效果及不良反应。

5.观察伤口局部情况，保持敷料清洁、干燥，有引流者保持引流通畅。

6.急性淋巴炎及淋巴结炎的患者，协助其进行物理治疗。

7.丹毒为接触性传染，应实施床边隔离。护理时用枕垫将患肢抬高。

8.手部急性化脓性感染的患者，切开引流后肢体制动，患肢抬高。感染好转后指导其早期进行功能锻炼。

9.疼痛的患者，遵医嘱给予镇痛药物。

10.鼓励进高蛋白、高热量、高维生素、易消化的流质或半流质饮食，直至普通饮食。

11.加强基础护理，预防压疮、坠积性肺炎及泌尿系统感染的发生。

【健康指导】

1.定时、定量、正规服药，注意观察药物不良反应。

2.指导患者及其家属掌握如何预防疾病传播的相关措施。

3.合理搭配饮食，满足机体蛋白质及热量的需要。

4.保证充足休息及适当的体育锻炼。

二、特异性感染患者护理

（一）破伤风患者护理

【评估】

1.有无局部受伤、深部组织感染及预防接种的经过。

2.病情评估：

（1）生命体征。

（2）破伤风典型的临床特征。

（3）有无窒息及受伤的危险。

（4）体液平衡状况。

（5）是否存在尿潴留。

（6）营养状况。

3.对破伤风的认知程度及心理承受能力。

4.个性特征及家庭支持力度。

【护理】

1.安置患者于隔离、避光、安静的单人房间，工作人员入室穿隔离衣，走路轻、说话轻、操作轻，尽量把各项工作安排在同一时段完成，避免诱发患者抽搐发作。病室内备好急救药物及物品。

2.询问过敏史，做凝血酶-抗凝血酶复合物测定（TAT）试验，尽早使用TAT，过敏者给予脱敏治疗。

3.抽搐发作的患者喉肌痉挛、换气不畅、痰液堵塞、易发生窒息死亡，在紧急情况下，配合医生进行气管切开，按气管切开常规护理。

4.预防呼吸道并发症，定时协助患者排痰。喂食及喂水时不可勉强，少量多次，以防引起呛咳、误吸。

5.遵医嘱应用抗痉挛药物，若出现大发作前的征象，及时通知医生。

6.若对患者采取冬眠疗法，做好冬眠过程中的各项监护，遵医嘱及时调节冬眠药物剂量，使其处于浅睡眠状态。

7.满足患者的营养供给，遵医嘱实施鼻饲或胃肠外营养。

8.患者常因抽搐而致尿潴留，遵医嘱留置尿管并持续引流尿液。

9.加强基础护理，预防肺部感染、压疮、泌尿系统感染的发生。

10.严格执行消毒隔离制度，患者的排泄物、分泌物及用后的物品，均应严格消毒。伤口敷料进行焚烧，以防交叉感染。

【健康指导】

1.告知患者不可忽视对木头、锈钉等刺伤，深部感染伤口的处理，伤后及时到医院注射破伤风抗毒素。

2.合理搭配饮食，保证充足的营养。

3.保证充足的休息及适当的活动。

（二）梭状芽孢杆菌性肌坏死（气性坏疽）患者护理

【评估】

1.开放性损伤的经过及伤口有无严重污染。

2.病情评估：

（1）生命体征。

（2）有无全身虚弱、高热、出冷汗、头痛、头晕、呕吐等症状，严重者有无谵妄、休克等。

（3）伤口处肌肉的颜色、肿胀程度，按压时有无捻发感及出现水疱。轻度挤压有无气泡逸出，伤口处有无稀薄血性液体流出。

（4）评估患者疼痛性质及程度。

（5）了解创伤部位X线摄片、分泌物细菌培养结果及药物敏感情况。

3.对气性坏疽的认知程度及心理承受能力。

【护理】

1.将患者安置于隔离病室，严格执行消毒隔离制度，伤口敷料给予焚烧，预防交叉感染。

2.针对病情进展情况，必要时实施重症监护。

3.对深而不规则的伤口，配合医生实施紧急清创手术，充分敞开引流。

4.观察并记录创面情况，遵医嘱应用氧化剂冲洗伤口，保持敷料湿润，改变厌氧环境。

5.遵医嘱输新鲜血液，纠正患者进行性贫血。

6.高热患者及时给予物理降温或遵医嘱给予药物降温，并做好高热的护理。

7.遵医嘱给予大剂量青霉素抗感染治疗，青霉素过敏者可用其衍化物进行治疗，注意药物疗效及不良反应的观察。

8.为提高患者的血氧浓度，增强抑菌作用，必要时遵医嘱给予高压氧治疗。

9.遵医嘱给予镇痛药物。

10.加强营养，必要时遵医嘱给予胃肠外营养。好转后鼓励其进高蛋白、高热量、高维生素、易消化的饮食。

11.加强基础护理，预防压疮、肺部及泌尿系统感染。

12.需截肢者，耐心向患者及其家属解释其重要性，使其能正确面对。注意保护患者的安全，防止意外发生。

13.截肢术后固定和抬高患肢，指导其进行功能锻炼，协助患者重新设计自我形象，建立积极、乐观的生活态度。

【健康指导】

1.向患者及其家属讲解有关气性坏疽感染的传染性及消毒隔离的相关措施。

2.向患者及其家属讲明患肢功能锻炼的必要性和方法。

3.协助伤残者制订出院后的康复计划。

4.向截肢患者及其家属交代用拐、装配义肢的时间与注意事项。

5.合理搭配饮食，保证营养的供给。

第二节　甲状腺功能亢进手术患者护理

【评估】

1.是否有家族史。

2.病情评估：

（1）生命体征。

（2）有无食欲亢进、体重下降、怕热、多汗、双手震颤等。

（3）有无精神紧张、烦躁及易激惹等症状。

（4）有无心慌、心律失常、脉快无力等。

（5）有无呼吸困难症状。

（6）有无内分泌紊乱症状。

（7）营养状况。

（8）基础代谢率（BMR）、甲状腺扫描、血清T_3、T_4及胆固醇数值等结果。

（9）以往药物治疗效果。

3.对甲状腺功能亢进的认知程度及心理承受能力。

4.自理能力。

【护理】

1.术前护理

（1）降低甲状腺功能和基础代谢率，遵医嘱给予抗甲状腺药物，阻止甲状腺激素的生成，用药期间观察患者有无恶心、厌食等药物反应，并了解白细胞检查情况。

（2）遵医嘱术前2周给予复方碘溶液，促使甲状腺腺体缩小、变硬、减少充血。为防止对口腔黏膜的刺激，可将药液滴在食物或果汁里。

（3）指导患者进高蛋白、高热量、高维生素的饮食，同时禁饮浓茶、咖啡等刺激性饮料。

（4）指导患者练习手术体位，平卧头后仰，肩部垫高，空腹进行练习。

（5）若患者存在突眼，可戴眼镜。

（6）准备麻醉床时，床旁备好气管切开包。

2.术后护理

（1）按全身麻醉患者护理要点，麻醉清醒后斜坡卧位，盖被勿太多，如体温超过39.5℃时，酌情给予降温。

（2）定时监测神志、血压、心率、脉搏、呼吸的变化及有无甲状腺危象的征象，发现异常及时通知医生。

（3）术后24h内减少颈项活动，当患者需变更体位时，应用手扶持头部。

（4）观察伤口有无出血、皮下血肿、烦躁、呼吸困难等，发现异常及时通知医生，必要时配合医生进行气管切开。

（5）术后当日给予温凉流质饮食，术后第2～3d给予半流食。

（6）遵医嘱及病情指导患者继续服复方碘溶液1周左右。术前普萘洛尔治疗者，术后遵医嘱继续治疗。

（7）遵医嘱给予镇痛药物。

（8）术后并发症的护理

1）术后48h内易出现切口周围血肿、喉头水肿、呼吸困难及痰液阻塞窒息等并发症，发现异常立即通知医生，并配合医生切开周围血肿，必要时行气管切开。

2）喉返神经一侧损伤的患者，可出现声音嘶哑，一般可代偿好转。双侧损伤者，可出现失音或吞咽困难，及时行气管切开。

3）喉上神经损伤可出现饮水呛咳，故进食时应坐起，或进半固体饮食。

4）甲状旁腺损伤的患者易出现低血钙，轻者面部、唇或手足有针刺、麻木感，遵医嘱口服钙剂；重者手足肌肉抽搐，遵医嘱抽血进行血钙、血磷化验，并给予葡萄糖酸钙或氯化钙缓慢静脉注射，忌食高磷食品。

5）甲状腺危象多发生在术后12～36h内，表现为高热、寒战、心动过速、烦躁不安、谵妄甚至昏迷，常伴有呕吐及腹泻，立即通知医生。遵医嘱给予复方碘溶液、激素、利血平及镇静药物等，同时采取吸氧、输液、降温等措施，并做好记录。

【健康指导】

1.遵医嘱严格掌握复方碘溶液服用的方法及剂量。

2.循序渐进地进行颈部肌肉的锻炼，防止手术瘢痕挛缩。

3.主动进行自我调节、自我催眠、放松训练等，促进机体的康复。

第三节 乳腺癌手术患者护理

【评估】

1.患者的年龄、内分泌情况、生育、月经史、饮食与肥胖情况及有无家族史。

2.病情评估：

（1）生命体征。

（2）乳房肿块大小及外形有无改变。

（3）乳头有无凹陷或湿疹样改变，两侧乳头是否对称。

（4）乳头有无溢血、溢液现象。

（5）乳房疼痛程度。

（6）营养状况。

3.对乳腺癌的认知程度及心理承受能力。

4.自理能力。

5.家庭支持力度。

【护理要点】

1.按围手术期患者一般护理要点。

2.术前护理

（1）介绍有关整形弥补缺陷的方法，取得家属情感的支持。

（2）乳头溢液或局部破溃者，及时给予换药，保持清洁、干燥。

（3）乳癌根治术需植皮者，准备对侧大腿供皮区皮肤。

（4）术前需进行化疗的患者，遵医嘱进行化疗。

3.术后护理

（1）定时监测血压、心率、脉搏、呼吸的变化。

（2）无麻醉反应可进正常饮食。

（3）行扩大根治术的患者观察有无胸闷、呼吸困难以判断有无气胸，出现异常及时通知医生。

（4）根治术后可根据病情需要用绷带或胸带加压包扎，观察患侧肢体远端血液供应情况，如皮肤颜色呈发绀色、伴皮温低、脉搏扪不清，提示腋部血管受压，应及时调节绷带松紧度，促进血运的恢复。如绷带或胸带松脱应重新加压包扎，减少创腔积液，使皮瓣或植皮片与胸腔紧贴以利愈合。

（5）妥善固定引流管，持续负压吸引，防止扭曲、滑脱，观察引流液的量、颜色及性质。一般术后1~2d，每天引流血性液体50~100mL，以后逐渐减少。术后4~5d，创腔无积液，创面皮肤紧贴可拔除引流管。

（6）术后3d内患侧上肢制动，尤其避免外展上臂，下床活动时应用吊带或健侧手将患肢托扶，需他人扶持时只能扶健侧，以免腋窝皮瓣滑动而影响愈合。术后3d拆除加压包扎的绷带或胸带，观察皮瓣或植皮区皮肤血运情况。

（7）为了预防根治术后患侧上肢水肿，术后应预防性地抬高患侧上肢。

（8）患侧上肢功能锻炼，一般在术后24h即可开始活动手、腕及肘部。待拔除引流管后可逐步增加肩部的活动范围，指导患者用患肢进食、洗脸，做手指爬墙、画圈等运动，直至患侧手能抬高过头，自行梳理头发。

（9）综合治疗的患者在实施放疗时，注意保护局部皮肤，出现放射性皮炎时，注意进行皮肤护理。化疗患者观察药物不良反应对机体的影响，如出现胃肠道反应及骨髓抑制等，应及时通知医生。

（10）术后继续给予患者及其家属心理支持，使之能尽快适应生活方式的改变。

【健康指导】

1.创面愈合后，可清洗局部，以柔软毛巾轻轻吸干，粗暴动作易损伤新愈合的组织。可用护肤品涂于皮肤表面，以防干燥，促进皮肤较快地恢复外观。

2.不宜在患侧上肢测量血压、静脉穿刺，避免皮肤破损，减少感染及肢体肿胀。

3.禁用患侧上肢搬动或提过重物品。

4.遵医嘱坚持放疗或化疗。

5.术后5年内避免妊娠，因妊娠易使乳癌复发。

6.根治术后的患者为矫正胸部形体的改变，可佩戴义乳或行乳房再造术。

第四节　腹部损伤患者护理

【评估】

1.受伤的时间、地点、暴力性质、大小、方向、速度及作用部位等。

2.病情评估：

（1）生命体征及有无出血性休克的倾向。

（2）患者腹痛程度。有无腹胀、恶心、呕吐、便血等症状。

（3）腹膜刺激征的程度及范围、肠蠕动有无减弱或消失。

（4）红细胞、白细胞计数等检查结果。

3.对腹部损伤的认知程度及心理承受能力。

4.自理能力。

【护理】

1.病情观察及护理

（1）嘱患者绝对卧床休息，无特殊情况不得随便搬动，大、小便不应离床。

（2）定时监测神志、血压、心率、脉搏、呼吸及体温的变化，发现异常及时通知医生。

（3）休克患者遵医嘱及时补充血容量，监测中心静脉压，发现异常立即通知医生。

（4）定时了解局部压痛、反跳痛、腹肌紧张等腹膜刺激征的程度及范围，发现异常立即通知医生。

（5）禁食期间遵医嘱给予胃肠减压，以减轻腹胀及减少胃肠液的外漏。待病情好转、肠蠕动恢复排气后，可停止胃肠减压，遵医嘱给予流质饮食。

（6）禁食期间遵医嘱补充液体，注意水、电解质及酸碱平衡。

（7）疑有腹腔内出血的患者，定时测定红细胞、血红蛋白及血细胞比容等数值的变化，发现异常及时通知医生。

（8）遵医嘱应用抗生素，预防感染的发生。

（9）禁用吗啡类镇痛药物，以免掩盖病情。

（10）禁止灌肠，以防肠管破裂加重病情。

（11）留置导尿管引流尿液，观察尿量、颜色及性质的变化。

2.术后护理

（1）按椎管内麻醉患者护理要点，若血压、脉搏平稳，遵医嘱给予半卧位，以利腹腔引流，改善患者呼吸状况，减轻腹部肌肉张力。

（2）定时监测血压、心率、脉搏、呼吸、体温及中心静脉压的变化，如血压下降、高热等及时通知医生，并记录。

（3）保持胃肠减压及腹腔引流通畅，观察引流量、颜色及性质，并记录。

（4）术后禁食期间，遵医嘱静脉输液，观察有无水、电解质及酸碱失衡。

（5）待肠功能恢复后，可拔除胃管，遵医嘱进流质饮食。如无腹痛、腹胀等，2~3 d可给予半流食。饮食以高蛋白、高热量、高维生素、易消化为宜。

（6）卧床期间，指导患者进行下肢活动，预防静脉血栓的发生。病情好转后，鼓励其早期下床活动。

【健康指导】

1.进营养丰富、易消化的饮食。

2.保持大便通畅，预防便秘、腹痛、腹胀的发生。

3.适当活动，防止术后肠粘连。

第五节　胃癌手术患者护理

【评估】

1.生活、饮食习惯、家族史及慢性胃病等。

2.病情评估：

（1）生命体征。

（2）有无胃溃疡或慢性胃炎的症状。

（3）腹部剑突下疼痛程度及性质。

（4）有无呕吐、呕血或黑便等。

（5）有无食欲减退、体重减轻、贫血、消瘦等临床表现。

（6）有无腹部肿块及晚期癌肿的症状。

3.对胃癌的认知程度及心理承受能力。

4.自理能力。

【护理】

1.术前护理

（1）改善患者营养状况，给予高蛋白、高维生素、易消化的饮食，少量多餐，术前1d进流质饮食。

（2）合并幽门梗阻的患者，注意观察水、电解质及酸碱平衡失调，术前每晚用300～500mL温生理盐水洗胃，记录胃潴留量。

（3）溃疡合并出血者，术前进行输血、输液治疗。

（4）合并胃穿孔者，遵医嘱及时给予补液及胃肠减压。

（5）若患者出现休克征象，积极配合医生进行抢救，并做好紧急手术的准备。

2.术后护理

（1）定时监测血压、心率、脉搏、呼吸的变化，生命体征平稳，可取半卧位。

（2）鼓励患者深呼吸、有效咳嗽咳痰，预防肺部并发症的发生。

（3）禁食期间持续胃肠减压，定时冲洗胃管，观察胃液的颜色、性质及量，准确记录引流量。

（4）禁食期间遵医嘱静脉输液，必要时输血浆或全血，以改善患者营养状况。准确记录24h出入量。

（5）术后待肠功能恢复后，遵医嘱拔除胃管，一般当天禁食或饮少量水。若无呕吐、腹胀等不适，逐渐可开始进流食半量或开始口服营养液，直到进软烂、易消化的普通饮食。忌生冷、油炸、浓茶、酒等刺激性及易胀气的食物。

（6）鼓励患者早期下床活动，视病情可在术后第1d床上坐起进行轻微活动，第2d协助患者下地在床边活动，第3d室内活动。

（7）胃癌患者术后化疗期间出现不良反应，遵医嘱给予对症处理。

（8）胃大部切除术后并发症的观察及护理

1）术后胃出血 ①术后24h内因残留或创面少量渗血可从胃管流出，观察暗红色、咖啡样的胃液是否逐渐减少，如短时间内引出大量鲜红色的胃液，立即通知医生。②十二指肠残端破裂：多发生在术后3～6d，若有大量出血，表现为右上腹突发剧痛和明显的腹膜刺激征，立即通知医生并做好紧急手术治疗的准备。

2）术后梗阻 若患者出现腹胀、恶心、呕吐等梗阻症状，立即通知医生，并做好紧急手术的准备。

3）倾倒综合征　观察患者有无倾倒综合征的症状，若进流食10～20min后，出现上腹胀痛、心悸、头晕、出汗、呕吐、虚脱等症状，应及时通知医生。协助患者立即平卧，调节饮食种类，少量多餐，可食易消化的蛋白质、脂类食物，控制糖类的摄入。进食时取半卧位并缓慢进食，进餐中和进餐后不宜饮水。

4）吞咽困难，术后1～4个月可自行缓解。

【健康指导】

1.戒烟。

2.进食应规律，少食多餐，细嚼慢咽，忌烟酒，忌辛辣，少吃过冷、过烫、油煎等食物。

3.养成有规律的健康的生活方式。

4.根据体力恢复状况，适当增加活动量，注意劳逸结合。

5.加强自我情绪调整，保持良好心态。

第六节　肠疾病手术患者护理

一、肠梗阻手术患者护理

【评估】

1.既往腹部外科疾病及手术史。

2.病情评估：

（1）生命体征。

（2）腹痛的部位、性质及程度。

（3）有无水、电解质和酸碱失衡的症状及体征。

（4）呕吐的时间、呕吐物的性质及量。

（5）腹胀的时间、性质及是否有腹膜刺激症状。

（6）是否存在停止排气、排便的情况。

（7）营养状况。

3.对肠梗阻的认知程度及心理承受能力。

4.自理能力。

【护理】

1.非手术治疗

（1）嘱患者禁食，遵医嘱留置胃管并进行胃肠减压，吸出胃内的气体和液体，减轻腹胀、降低肠腔内压力、减少毒素吸收，改善肠壁血循环。

（2）若患者能自行排气、排便，腹痛、腹胀症状缓解，12h后可进流质饮食，忌食用易产生气的甜食及牛奶等。无不适者，24h后进半流食，3d后可进普通饮食。

（3）胃肠减压期间，做好口腔及胃管护理，防止口腔炎的发生。

（4）遵医嘱静脉输液，纠正水、电解质及酸碱失衡，准确记录出入量。必要时留置尿管，定时监测尿量及尿比重。

（5）单纯性肠梗阻晚期及绞窄性肠梗阻的患者，常有大量血浆及血液丢失，遵医嘱输血浆、全血或血浆代用品。

（6）单纯性或绞窄性肠梗阻的患者，遵医嘱应用抗生素，预防感染的发生。

（7）在确定无肠绞窄后，遵医嘱应用胆碱类药物，以解除胃肠道平滑肌的痉挛，抑制胃肠道腺体的分泌。缓解疼痛时不可随意应用吗啡类药物，以免影响病情观察。

（8）呕吐时协助患者头偏向一侧，及时清除口腔内呕吐物。

（9）病情平稳后可取半卧位，定时观察胃肠减压是否通畅。

（10）慢性不完全肠梗阻的患者，除一般准备外，按手术要求做好肠道准备。

2.术后护理

（1）按椎管内麻醉患者护理要点。

（2）定时监测血压、心率、脉搏及呼吸的变化，血压平稳后给予半卧位。

（3）禁食期间维持有效的胃肠减压，观察引流液的量、颜色及性质。

（4）禁食期间遵医嘱静脉补液，保持水、电解质和酸碱平衡，准确记录出入量。

（5）如有腹腔引流管时，保持引流通畅并观察引流液的量、颜色及性质。逐步恢复后进普通饮食。

（6）如病情平稳，24h后鼓励患者床上活动，3d后可下床活动，以促进肠胃功能的恢复。

【健康指导】

1.注意饮食卫生，进营养丰富、易消化的食物，不得暴饮暴食。

2.多食粗纤维食物，保持大便通畅。

3.饭后避免剧烈运动。

4.若出现腹痛、腹胀等不适症状应及时就诊。

二、结肠癌手术患者护理

【评估】

1.是否有高脂肪、低纤维素饮食的习惯，既往是否有结肠腺瘤、家族性息肉、溃疡性结肠炎及结肠血吸虫病史。

2.病情评估：

（1）生命体征。

（2）有无腹泻、便秘交替出现的症状。

（3）有无大便带血、脓黏液。

（4）营养状况，有无食欲减退、乏力、消瘦、贫血等症状。

（5）是否存在淋巴结肿大，腹部有无肿块及肿块大小、活动度，有无黄疸、腹水等。

（6）直肠指诊及内镜检查结果。

3.对结肠造口的认知程度及心理承受能力。

4.自理能力。

5.家庭支持力度。

【护理】

1.术前护理

（1）向患者讲解手术治疗的必要性，介绍结肠造口的部位、功能、伤口等有关知识，消除顾虑，减轻心理负担，增强治疗信心。

（2）维持足够的营养，术前尽量多食高蛋白、高热量、高维生素、易消化的少渣饮食。胃肠道准备期间需限制饮食，可遵医嘱静脉补充营养。术前因恶心、呕吐或肿瘤压迫肠道而引起的水、电解质及酸碱平衡失调，遵医嘱及时给予补充。

（3）肠道准备

1）无结肠、直肠梗阻者，术前3d半流食，前2d流食。

2）术前1d遵医嘱给予口服泻药（年老体弱者可服用石蜡油），术前1d晚清洁灌肠。

3）术前1d开始禁食，遵医嘱静脉补液，防止虚脱。

4）术前3d遵医嘱给患者口服肠道抑菌药物，同时口服维生素K。

5）有肠梗阻症状时，肠道准备时间需延长。直肠癌肠腔有狭窄时，可选择粗细合适的肛管，缓慢通过狭窄部位。禁高压灌肠，以防癌细胞扩散。

（4）女性患者如肿瘤已侵犯阴道壁，术前3d开始每晚进行阴道灌洗。

（5）教会患者深呼吸、有效咳嗽及咳痰的方法。

（6）手术日晨留置胃管及尿管。

2．术后护理

（1）按椎管内麻醉患者护理要点。

（2）定时监测血压、心率、脉搏及呼吸的变化，发现异常及时通知医生。

（3）观察腹部及会阴部创面敷料有无渗血及渗液，骶前引流管是否通畅，观察引流量、颜色及性质，如发现活动出血时立即通知医生。骶前引流管一般留置5～7d，引流量少可拔除。

（4）定时监测体温的变化，观察有无伤口感染、腹部脓肿及吻合口瘘等征象。

（5）遵医嘱应用抗生素，预防感染的发生。

（6）术后7～10d内不可灌肠，必要时遵医嘱口服缓泻药物。

（7）观察患者有无恶心、呕吐、腹痛、腹胀、停止排气、排便等肠梗阻症状，发现异常及时通知医生。

（8）保持尿管通畅，观察尿量、颜色及性质。拔尿管前夹闭尿管，训练膀胱功能。

（9）遵医嘱给予化疗药物，做好化疗反应及不良反应的观察及护理。

（10）做好结肠造口的观察与护理。

三、直肠癌手术患者护理

【评估】

1.是否有高脂肪、高蛋白、低纤维素饮食的习惯。有无家族性多纤维瘤、直肠慢性炎症、大肠癌等病史。

2.病情评估：

（1）生命体征。

（2）有无便意频繁、腹泻、里急后重、排便不尽、便前肛门下坠等肠道刺激症状。

（3）有无便血、混有粪便的黏液便或脓血便。

（4）有无腹胀、阵发性腹痛、肠鸣音亢进、大便困难、便秘、大便变形、便细等。

（5）有无尿频、尿痛、排尿困难等症状。

（6）有无黄疸、腹水等肝转移的症状。

（7）直肠指诊、内镜检查、大便隐血及钡剂灌肠检查结果。

3.对直肠癌的认知程度及心理承受能力。

4.自理能力。

5.家庭支持力度。

【护理】

1.术前护理

（1）向患者解释人工肛门的必要性，说明造口手术只是将排便出口由原来的肛门移至左下腹部，对消化功能无大影响，只要学会护理造口，不会影响正常的生活及工作。

（2）指导患者进高蛋白、高热量、高维生素、少渣的"三高一少"饮食。

（3）对排便次数多的患者，做好肛周护理。

（4）肠道准备同结肠癌术前肠道准备。

2.术后护理

（1）按椎管内麻醉患者护理要点。

（2）定时监测血压、心率、脉搏及呼吸的变化，术后平卧6h，如无禁忌可改半卧位。

（3）观察有无内出血和吻合口瘘的迹象，发现异常及时通知医生。

（4）遵医嘱给予营养支持，维持水、电解质平衡。

（5）肠鸣音一般在3~4d才能恢复，肛门排气后可拔除胃管，开始进流食。注意观察患者有无腹胀、腹痛等不适。若无不适反应，逐渐恢复正常饮食。

（6）术后7~10d内不可灌肠，以免影响伤口愈合。

（7）遵医嘱应用抗生素，预防感染。

（8）伤口护理注意换药顺序依次为腹部切口、会阴部切口、造瘘口。会阴部可用高锰酸钾坐浴，以促进局部愈合。

（9）做好胃管、腹腔引流管、骶前引流管（5~7d）、尿管（1周左右）护理，护理同结肠癌术后患者护理。

（10）结肠造瘘护理同结肠癌术后患者护理。

【健康指导】

1.保持心情舒畅，生活有规律。

2.宜食低脂，适当蛋白质及纤维素食物，避免大便过干、过稀，保持排便通畅。

3.术后1～3个月勿参加重体力劳动，负重＜10kg，避免增加腹压动作。

4.终身复查，全面治疗，出现不适及时就诊。

5.做好人工肛门的护理（参照结肠癌患者护理）。

四、肛管疾病手术患者护理

（一）痔疮手术患者护理

【评估】

1.工作是否经常站立或坐着、饮食习惯、是否经常便秘，有无造成腹内压增高、肛腺及肛周感染等疾病。

2.病情评估：

（1）生命体征。

（2）排便时有无疼痛及排便困难，大便表面是否带鲜血或便后滴血、喷血，有无黏液，便血量，发作次数等。

（3）有无头晕、眼花、乏力等贫血症状。

（4）肛门有无肿块脱出，能否自行回纳或用手推回，有无肿块嵌顿史。

（5）肛门皮肤有无瘙痒、疼痛。

（6）直肠指检、内镜等检查结果。

3.对痔疮的认知程度及心理承受能力。

4.自理能力。

【护理】

1.术前护理

（1）贫血体弱者，协助完成术前检查，防止排便或坐浴时晕倒受伤。

（2）保持大便通畅，少吃辛辣、刺激性食物，多吃蔬菜、水果、脂类及粗纤维食物，避免饮酒。

（3）内痔脱垂，不能复位并有水肿及感染者，用1：5000高锰酸钾温开水坐浴，局部涂痔疮膏，用手法将其还纳，嘱其卧床休息。

（4）术前每晚用1：5000高锰酸钾溶液温开水（43～46℃，3000mL）坐浴，每次

20min，2～3次/d并清洁肛门及会阴部。

（5）给予高蛋白饮食，术前3d进流食，并口服肠道杀菌剂，预防感染。

（6）术前1天晚清洁灌肠，肛管应缓慢插入，以免引起痔出血。

（7）准备手术区域皮肤，保持肛门皮肤清洁，已婚女性患者术前冲洗阴道。

2.术后护理

（1）按椎管内麻醉患者护理要点。

（2）术后定时监测血压、心率、脉搏、呼吸的变化，如发现患者面色苍白、出冷汗、头昏、心悸、脉细速等内出血的症状，立即通知医生，用消毒凡士林纱布堵塞肛门压迫止血，并做好输血的准备。病情平稳，给予半卧位。

（3）术后观察患者有无腹胀、尿潴留、排尿困难，经诱导无效时给予导尿，必要时留置尿管。

（4）遵医嘱给予镇痛药物，并在术后首次排便之前再给一次。

（5）术后第1d进流质饮食，2～3d改为无渣或少渣饮食。

（6）术后48h口服阿片酊，减少肠蠕动，尽量不排便，以保证手术切口的愈合。

（7）术后每次排便或换药前均用1∶5000高锰酸钾溶液坐浴，坐浴后用凡士林油纱布覆盖，再用纱布盖好并固定。

（8）观察患者有无排便困难、大便变细或大便失禁等肛门括约肌松弛现象。为防止肛门狭窄，术后5～10d内可用示指扩肛，每天1次。鼓励患者有便意时尽快排便。括约肌松弛者，指导其3d后进行肛门收缩、舒张运动。

【健康指导】

1.多饮水，多吃蔬菜、水果以及富含纤维素的饮食，禁止饮酒，禁食辛辣、刺激性食物。

2.养成定时排便的习惯，避免排便时间过长。

3.出现便秘时，应增加粗纤维食物，必要时口服适量蜂蜜或润肠通便药物。

4.出院时如创面尚未完全愈合者，正确配置坐浴液。每日温水坐浴，保持创面清洁，促进早期愈合。

5.如发现排便困难，应及时就诊。

6.肛门狭窄的患者，遵医嘱定期进行肛门扩张。

（二）肛瘘切除手术患者护理

【评估】

1.有无肛管直肠周围脓肿自行溃破或切开引流的病史。

2.病情评估：

（1）肛门皮肤有无红、肿。

（2）肛周外口有无反复流脓及造成皮肤瘙痒。

（3）是否出现过排便困难、便血、排便时疼痛。

（4）了解直肠指检、内镜及钡灌肠造影等检查结果。

3.对肛瘘的认知程度及心理承受能力。

4.自理能力。

【护理】

1.术前护理

（1）观察患者有无肛门周围皮肤红、肿、疼痛、流脓或排便困难，症状明显时嘱其卧床休息，肛门局部给予热敷或热水坐浴，以减轻疼痛，利于大便排出。

（2）鼓励患者进高蛋白、高热量、高维生素、易消化的少渣饮食，多食新鲜蔬菜、水果及脂肪类食物，保持大便通畅。

（3）养成定时排便的习惯，便秘者遵医嘱给予缓泻药物。

（4）急性炎症期，遵医嘱给予抗生素，每次排便后用清水冲洗干净，再用1∶5000高锰酸钾溶液温水坐浴，每次20min，3次/d。

2.术后护理

（1）按椎管内麻醉患者护理要点，监测生命体征变化。

（2）术后排尿困难者，经诱导无效，给予导尿，必要时留置尿管。

（3）术后2～3d内进半流少渣饮食。

（4）术后3d内口服阿片酊控制排便，有利于切口愈合，嘱患者口服石蜡油，软化粪便，禁忌灌肠。

（5）肛瘘脓肿切开引流及肛瘘切开术后的患者，术后第2d开始更换敷料，换药前、排便后均应坐浴，坐浴后创面先用凡士林油纱覆盖，再用普通纱布盖好并固定，以防肛门狭窄。

（6）术后如损伤外括约肌，可导致大便失禁，由于粪便的刺激，可引起局部皮肤糜烂，指导患者定时坐浴，保持肛门周围皮肤清洁、干燥，为减少对皮肤的刺激可涂氧化锌软膏。

（7）指导患者进行括约肌功能训练。

第七节　阑尾炎手术患者护理

【评估】

1.病情评估：

（1）生命体征。

（2）是否有右下腹压痛、腹膜刺激征等。

（3）有无恶心、呕吐、腹胀等胃肠道症状及因炎症刺激直肠而引起排便增多的症状。

（4）体温是否升高、脉搏是否加快，有无全身感染症状。

（5）白细胞计数及分类检查结果。

2.对阑尾炎的认知程度及心理承受能力。

3.自理能力。

【护理】

1.术前护理

（1）患者取半卧位。

（2）暂时禁食，遵医嘱静脉补充液体。

（3）在未完全确诊之前，禁用镇静、止痛药物。禁服泻药及灌肠，以免肠蠕动加快、肠内压增高，而导致阑尾穿孔或炎症扩散。

（4）观察患者精神状态、生命体征、腹部症状和体征的变化。如体温明显升高，脉搏增快，腹痛加剧，范围扩大，并出现腹膜刺激征，立即通知医生。

（5）合并阑尾周围脓肿的患者，遵医嘱禁食、输液并给予抗生素，脓肿局限可以出院。

（6）需手术的患者，遵医嘱做好术前准备。

2.术后护理

（1）按椎管内麻醉患者护理要点。

（2）定时监测血压、脉搏、体温的变化，以及有无腹痛、腹胀、腹部包块或大便次数增多等情况。平卧6h后，可改为半卧位。

（3）观察伤口局部有无红肿、压痛或波动感。

（4）遵医嘱应用抗生素及镇痛药物。

（5）排气后可进流食。

（6）鼓励患者早期活动，促进肠蠕动恢复，防止肠粘连的发生。

第八节　腹部疝气手术患者护理

【评估】

1.有无先天及后天性的腹壁强度减弱、慢性咳嗽、便秘、排尿困难、腹水及妊娠等腹内压增高等诱发因素。

2.病情评估：

（1）生命体征。

（2）有无慢性咳嗽、便秘、排尿困难及其他疾病等。

（3）腹股沟部肿块大小、质地、有无坠胀感、腹压增高时是否突出，能否还纳入腹腔。

（4）有无腹股沟肿块突然增大、明显压痛，平卧或手法推挤不能恢复，并伴有机械肠梗阻症状。

3.对腹外疝的认知程度及心理承受能力。

4.自理能力。

【护理】

1.术前护理

（1）老年人应了解心、肺、肝、肾等重要器官的功能及有无糖尿病。

（2）对腹内压增高的患者，遵医嘱给予治疗，待症状得到控制后再行手术。

（3）吸烟者，术前2周开始戒烟。

（4）注意保暖，预防感冒。

（5）嘱患者认真清洗阴囊及会阴部的皮肤，并遵医嘱做好术前准备。

（6）嵌顿性疝及绞窄性疝的患者多伴有肠梗阻，术前禁食、输液、留置胃管进行胃肠减压，纠正水、电解质及酸碱平衡紊乱，必要时备血及遵医嘱给予抗生素。

（7）告知患者减少活动，需活动时佩戴疝气带压住疝环口。

2.术后护理

（1）按椎管内麻醉患者护理要点。

（2）定时监测患者血压、心率、脉搏及呼吸的变化。

（3）术后平卧，双腿屈曲，膝下垫枕，1～2d后可抬高床头15°～30°，一般卧床3～6d可下床活动。采用经典修补术及无张力修补术者，第1d可试行下床活动。老年患者、巨大疝及复发疝患者遵医嘱延长下床活动时间，卧床期间协助其生活护理。

（4）术后因麻醉或手术刺激引起的尿潴留，经诱导无效，给予导尿，必要时留置尿管。

（5）遵医嘱给予抗生素及镇痛药物。

（6）观察阴囊及切口有无渗血，若切口敷料被尿液浸湿，应及时更换。

（7）一般患者术后6～12h可进流质饮食，第2d进软食或普通饮食。做肠切除、肠吻合者术后应禁食，待肠蠕动恢复后，方可进流质饮食。

（8）术后注意保暖，防止受凉、咳嗽。咳嗽、打喷嚏时嘱其按压伤口，必要时给予镇静剂。便秘时，不可屏气用力，遵医嘱给予润肠或缓泻药物。

（9）定时观察患者体温、脉搏的变化，切口有无红、肿、疼痛，有无血尿等并发症，发现异常，及时通知医生。

【健康指导】

1.注意保暖，避免感冒和咳嗽，有排尿及排便困难时及时治疗，以防疝复发。

2.多吃粗纤维食物、新鲜蔬菜、水果，保持大便通畅。

3.术后3～6个月不得从事重体力劳动。

4.适当锻炼，加强肌肉功能锻炼，预防复发。

第十三章　肝、胆、胰外科疾病患者护理

第一节　肝脏手术患者护理

一、门静脉高压手术患者护理

【评估】

1.有无慢性肝炎、血吸虫病、肝大、黄疸史，有无腹水、长期大量饮酒史等。

2.病情评估：

（1）生命体征。

（2）有无脾区疼痛、发热史。

（3）有无呕血及黑便史，出血的日期、次数、数量及治疗情况。

（4）评估出血特点，了解血红蛋白、电解质水平动态变化、血氨水平、精神状态及患者有无肝性脑病先兆。

3.对门静脉高压的认知程度及心理承受能力。

4.自理能力。

【护理】

1.术前护理

（1）嘱患者卧床休息，保持安静。必要时遵医嘱给予镇静药物，使患者情绪稳定，减少再出血的可能性。

（2）补充血容量，纠正水、电解质平衡失调

1）迅速建立静脉通道，遵医嘱输液、输血。肝硬化者宜输新鲜血，防止诱发肝性脑病。

2）定时监测中心静脉压。

3）定时监测血压、心率、呼吸的变化，观察是否因血容量增加而导致再出血。

4）留置尿管，监测每小时尿量。

（3）止血

1）遵医嘱冰盐水胃内灌洗或冰盐水加血管收缩剂，灌洗至回流液清澈为止。

2）遵医嘱应用止血药物，并观察其治疗效果。

3）三腔管观察及护理　①置管前检查胃、食管气囊有无老化、漏气。②解释插管的目的及注意事项，以取得配合。③协助医生进行插管，随呼吸和吞咽缓慢下送50～60cm，抽吸到胃液或血液时，证明已在胃中。④向胃囊内注气150～200mL，用止血钳夹住管尾端，稍向外拉，使气囊紧贴胃和食管交界处，在管端用0.5kg重量通过滑车悬吊架牵拉导管，床头稍抬高，利用反牵引力压迫胃底，取得止血效果。若持续出血，则向食管气囊注气100～150mL，并用血管钳夹住，同时压迫食管及胃底。⑤胃管连接胃肠减压器，观察止血效果，若出现新鲜血液，说明止血失败，立即通知医生。⑥置管后嘱患者头偏向一侧，便于吐出唾液，定时抽吸口腔、鼻咽腔的分泌物。⑦观察及调整牵引绳，以防鼻翼及口唇黏膜压伤。为防止黏膜局部因压迫太久而发生糜烂和坏死，三腔管压迫时间应每12h放气20～30min，使胃黏膜血液循环暂时恢复，然后再重新注气。⑧观察并记录胃肠减压引流液，判断出血是否停止。⑨三腔管一般放置48～72h（或止血24h后）可考虑拔管，拔管前先抽出气囊内的气体，继续观察24h无出血后吞服石蜡油30～50mL，缓慢拔出三腔管。

（4）术前未出血者，指导患者进高蛋白、高热量、高纤维素、低脂、无渣饮食。有腹水者，给予低盐饮食。准备行门腔静脉吻合术者，术前3d进低蛋白饮食。

（5）重度贫血、食管静脉曲张、巨脾者，遵医嘱适当限制活动以免发生呕血或内出血。

（6）禁用肥皂水灌肠，可口服50％的硫酸镁或用0.9％的生理盐水灌肠。

（7）术前留置胃管时动作应轻柔，选用细管，多涂润滑油，以免引起出血（最好在医生指导下进行）。

（8）严重腹水的患者，使用利尿剂的同时，监测水、电解质平衡及24h尿量的变化，每天测量腹围及体重。

（9）肝功能异常的患者，为保护肝脏慎用巴比妥类药物，观察患者的意识状态。

（10）做好患者卧床期间的生活护理。

2．术后护理

（1）定时监测患者血压、心率、脉搏、呼吸的变化及有无肝性脑病先兆。

（2）分流手术后平卧48h（绝对平卧位或15°低坡卧位），2～3d改为半卧位。单纯脾切除术后平卧6h后改为半卧位。

（3）准确记录出入量，注意水、电解质平衡。使用利尿剂的患者，了解血钾、血钠检查结果，观察尿量变化，以了解肾功能状况。

（4）保持腹部引流管通畅，观察并记录引流液量、颜色及性质。

（5）脾切除的患者常出现脾热，遵医嘱及时给予降温处理。

（6）行肠系膜上静脉–下腔静脉端侧吻合术术后的患者，观察有无急性腹痛、腹胀及腹膜刺激征。判断是否存在肠系膜血管栓塞或血栓征象，了解血小板计数。禁止在下肢静脉穿刺或输液，观察下肢有无血栓性静脉炎。为防止下肢水肿，可用弹力绷带包扎。

（7）遵医嘱给予抗生素，预防感染。

（8）禁用吗啡、哌替啶、巴比妥等对肝脏有损害的药物。

【健康指导】

1．合理饮食

（1）给予高糖、高维生素及低脂饮食，以无渣半流食为准，避免进粗糙、干硬、油炸、辛辣及有骨刺的食物，温度不宜过高，防止引起曲张静脉破裂出血。

（2）告知患者饮食应有规律，少食多餐，以糖类食物为主。

（3）肝硬化者应根据患者不同病情、病程分别给予高蛋白饮食、低蛋白饮食或限制饮食。如未出现肝性脑病，可酌情摄取优质高蛋白饮食（50～70g/d）。有肝性脑病先兆症状时，应限制食物中蛋白质（＜20g/d）、钠盐和水的摄入。分流术者，适当限制蛋白质和肉类摄入。

2．继续保肝治疗，定期复查肝功能。

3．指导患者建立健康的生活方式

（1）避免劳累和过量的活动，保证充分休息。一旦出现头晕、心慌、出汗等症状，应卧床休息，逐渐增加活动量。

（2）戒烟、戒酒。

（3）不穿过紧的衣服，用软毛牙刷刷牙，避免用力打喷嚏、排便及抬重物等，减少出血的危险性。

4.指导患者（家属）掌握出血先兆和基本护理措施，教会家属基本的观察方法和主要的护理措施，以消除诱因，避免及减少发病。

二、肝癌手术患者护理

【评估】

1.病因：

（1）有无肝炎、肝硬化、肝大等病史。

（2）家族中有无肝癌及其他癌肿发病史，是否来自肝癌发病区。

（3）是否与致癌物质接触；是否有不良的饮食习惯，如常食含黄曲霉素、亚硝胺类食物及酗酒。

2.病情评估：

（1）生命体征。

（2）肝区疼痛性质、部位及程度。

（3）黄疸程度及出现的时间，是否存在腹泻、发热等症状。

（4）营养状况，是否存在腹胀、乏力、消瘦、贫血、腹水及下肢水肿等症状。

（5）肝功能受损程度，血小板计数、出凝血时间、凝血酶原等检查结果。

3.对肝癌的认知程度及心理承受能力。

4.自理能力。

【护理】

1.术前护理

（1）嘱患者卧床休息，保持安静，避免在床旁讨论病情，必要时遵医嘱给予镇静、镇痛药物。

（2）鼓励患者进高蛋白、高热量、高维生素、易消化的饮食。伴有腹水和水肿者给予低钠饮食。

（3）腹水和水肿患者定期测量体重，记录出入量、腹围及水肿程度。

（4）遵医嘱给予维生素K_1，改善凝血功能。

（5）遵医嘱进行肠道准备，术前3d口服抗生素。术前1d清洁灌肠，为减少血氨来源，禁用肥皂水灌肠，可用酸性溶液（如生理盐水100mL+食醋1~2mL）灌肠。

（6）教会患者做深呼吸、有效咳嗽咳痰及翻身。

（7）遵医嘱及手术要求，做好术前准备。

　2．术后护理

（1）按全身麻醉患者护理要点。

（2）定时监测患者血压、心率、脉搏、呼吸的变化及有无出血、昏迷等征象。

（3）术后24h内卧床休息。术后第2d协助患者半卧位，避免剧烈咳嗽，过早活动可导致肝断面出血。半肝以上切除者，遵医嘱间歇给氧3~4d。

（4）遵医嘱给予镇痛药物。

（5）遵医嘱静脉输液、补充蛋白质及维生素。

（6）肝叶或肝局部切除术后放置双腔引流管。胸腹联合切口者，同时放置胸腔闭式引流管，保持引流通畅，观察引流液的颜色及量，疑有出血倾向时，立即通知医生。

（7）术后第1d禁食，排气后可进流质饮食，特殊情况遵医嘱。

（8）全身或肝动脉插管化疗患者的观察及护理

　1）严格无菌操作，每次注药前对导管前端进行消毒，注药后更换消毒纱布、覆盖并扎紧管端，防止感染发生。

　2）为预防导管堵塞，注药后用2~3mL肝素溶液（50U/mL）冲洗导管，保持腔管内血液不凝固。

　3）如用微量注射泵，可将导管连接于泵上，便于持续注射化疗药物。

　4）化疗期间观察患者肝区疼痛程度及白细胞计数的变化，如疼痛剧烈、食欲减退、恶心、呕吐及白细胞减少，及时通知医生，一般在疗程结束后能自行恢复。如症状严重，遵医嘱暂停化疗。如发生胃、胆、胰、脾等动脉栓塞而并发上消化道出血及胆囊坏死等症状时，遵医嘱实施重症监护。

【健康指导】

1．注意营养的摄入，多吃蛋白质丰富的饮食和新鲜蔬菜、水果，食物以清淡、易消化为宜。如有腹水、水肿，应避免使用过多的盐。

2．防止便秘，为预防血氨升高，可用适量的缓泻剂，保持大便通畅。

3．注意休息，如体力许可，可进行适当活动。

4.鼓励晚期患者及家属共同面对疾病。

5.发现水肿、出血倾向、黄疸、体重减轻、疲倦等症状应及时就诊。

三、原位肝脏移植手术患者护理

【评估】

1.病情评估：

（1）生命体征。

（2）是否存在其他疾病。

（3）肝脏功能检测结果。

（4）有无食欲减退、腹胀、腹水、乏力、消瘦等临床表现。

2.对肝移植的认知程度及心理承受能力。

3.自理能力。

【护理】

1.术前护理

（1）受体准备

1）协助患者完成各项特殊及常规检查。

2）鼓励患者进高蛋白、高维生素、易消化的低脂饮食，以免加重肝脏负担。

3）术前3d进半流食，术前1d进流质饮食，口服肠道抗生素，术前1d晚清洁洗肠。

4）术前1d准备手术区域皮肤，颈部及大腿上1/3，两侧至腋后线及腋窝。

5）术前测量体重、身高及生命体征并记录。

6）术前遵医嘱留置胃管及尿管。

7）术前遵医嘱给患者口服免疫抑制剂。

（2）层流室（隔离室）的准备

1）采取保护性隔离　病室内采用紫外线照射空气消毒，3次/d。有条件的医院可安装空气净化器或层流空气净化装置，以确保空气洁净。病室地面、桌面等用消毒液擦拭，3次/d。

2）定期对空气、物体表面进行细菌学监测，以确保病室各项细菌含量符合卫生学要求，空气不超过$200\,cfu/m^3$，物体表面、医务人员的手不超过$5\,cfu/cm^2$。

3）病室内一切物品禁止与其他病房混用，从外边带入的物品入室前，需经过消毒处理。

4）病室配备多功能监护仪、呼吸机、吸引器、小型化验室、抢救设备及药品、免疫制剂、治疗及换药用物。

5）进行无菌操作前用消毒液消毒双手后再进行操作。

6）工作人员患感冒、肠炎或皮肤炎症等感染性疾病时，应暂时调离隔离病室。

7）尽量减少人员流动，严格控制入室人员，原则上谢绝家属探视，如需进入必须穿隔离衣。

2．术后护理

（1）按全身麻醉患者护理要点。

（2）术后入隔离室，置患者于平卧位。迅速连接气管插管、动静脉插管及各种引流管并妥善固定。

（3）病情监测

1）循环监测　定时监测血压、肺动脉压、肺动脉楔压、心排量、中心静脉压及每小时尿量等，早期尿量维持在200 mL/h左右，以后维持在100 mL/h左右。

2）呼吸监测　由于手术及免疫抑制剂的应用，患者易发生肺不张、肺部感染、反应性胸腔积液等合并症。定时观察呼吸频率、节律、深浅度，气道内压、潮气量，监测血氧饱和度、血气分析以及咳嗽、咳痰等情况。鼓励患者进行深呼吸，有效咳嗽咳痰，定时翻身、拍背、雾化吸入，及时清除呼吸道分泌物和促进肺泡充盈扩张。

3）凝血功能监测　定时观察引流液的量及性质，膀胱有无出血；全身皮肤黏膜有无瘀血斑、出血点等，尽量减少静脉穿刺；观察神志变化及肢体活动情况，判断有无颅内出血征象。

4）管道监护　肝移植术后一般需留置气管插管、胃管、腹腔引流管、T管、导尿管、漂浮导管、动脉测压管等，保持各管道通畅，并记录引流液的量及性质，遵医嘱采集标本并及时送检。防止T管脱落、扭曲或引流物堵塞等影响胆汁引流。

（4）感染的预防

1）术后实施严密的保护性隔离，患者安置于单人房间，尽量有正压层流通气设备，保持室内空气新鲜，室温20～24℃，相对湿度60%～70%。室内紫外线照射3次/d，每次60 min，用1∶100的快速消毒液擦拭家具、地面3次/d，每天进行空气细菌学监测。隔离期患者术后2～4周应严格控制人员出入。

2）保持伤口无菌干燥。若伤口敷料有渗出应及时更换，定时进行引流液、胆汁、血、痰、尿的细菌学培养及药敏试验，观察有无感染征象。

3）口腔护理3次/d，用碱性漱口液定时漱口，观察口腔有无溃疡、真菌感染等。用0.02%～0.05%的碘伏液进行会阴冲洗3次/d，鼻腔、外耳道定时用碘伏棉签擦拭，晨晚间护理用温水擦拭患者全身，保持皮肤清洁。保持床铺干燥、平整，防止压疮。

（5）活动与营养

1）术后24h取平卧位，血压平稳后可取斜坡卧位，定时翻身。术后1周内半卧位时不宜超过45°，术后10d左右可下床活动。

2）排气后可进食流质、半流质、软食。选择避免加重肝脏负担、富含维生素和钾的食物。

（6）免疫抑制剂不良反应的观察及使用中的注意事项

1）口服环孢素有油剂和胶囊两种，油剂应在饭前半小时给患者服用，用牛奶或果汁送服，或滴在面包或饼干上一起服用，可减少胃肠道反应。为维持血药有效浓度，遵医嘱按时、按量协助患者服药。

2）环孢素和他克莫司的主要不良反应为肝肾毒性、血压升高及神经毒性。服药期间遵医嘱定时监测肝肾功能，避免与加重肝肾毒性的药物合用。定时监测血压的变化，如血压升高立即通知医生。

3）硫唑嘌呤的主要不良反应为抑制骨髓及肝脏毒性，使用2个月内遵医嘱至少每周检查1次血常规及肝功能。

4）肾上腺皮质激素长期使用可增加感染、引起高血压、诱发或加重溃疡及糖尿病等，遵医嘱定时监测血压、血糖或尿糖的变化，给予胃黏膜保护剂，观察患者生命体征、体重、皮肤的变化及大便的颜色及性状。

（7）输血、输液的观察及护理

1）药物的使用方法、时间、剂量等严格遵医嘱执行。为控制水钠过多的摄入，用5%葡萄糖溶液稀释溶解药物。

2）配药时严格无菌操作，每日更换输液管道、每日消毒深静脉导管周围的皮肤并更换导管处的敷料。如出现不明原因的全身感染征象，遵医嘱拔除深静脉导管，并留取导管尖端做细菌培养及药敏试验。

3）输血时为防止输入异体白细胞诱发移植物抗宿主反应，制备所用全血、红细胞悬液时均需滤过白细胞，输血小板时宜在床边过滤白细胞。

4）使用免疫抑制剂时应做到药名、剂量、给药时间及用法准确。静脉给药过程中定时观察输液情况，防止药液外渗。环孢素A必须经外周静脉微量泵维持给药。

【健康指导】

1.家庭护理用品的准备

（1）有条件者，肝移植术后的患者应住单间，装备紫外线灯，出院前教会患者及家属进行空气消毒的方法及时间。

（2）准备血压计、听诊器、体温计、快速血糖仪等。

2.感染的预防

（1）居住的环境应清洁，保持空气新鲜、流通，每天用消毒液擦拭地面及室内家具表面。所用餐具、用具定时进行消毒。

（2）少出入公共场所，外出时尽量戴口罩、手套。

（3）家中禁止饲养宠物。

（4）尽量避免过度的日光照射，以免因服用免疫抑制剂而诱发皮肤癌。

（5）注意个人清洁卫生，勤换衣裤、勤晒被褥、勤沐浴（注意保护T管），饭前、便后务必洗手。

（6）注意T管的清洁，遵医嘱定期更换。

（7）注意饮食卫生，出院3～4周内饮食需加热消毒，3个月内避免食用乳酸类饮料，6个月内避免吃生鱼、生肉等食物。禁止饮酒，禁止暴饮暴食，以低盐、低脂、高蛋白饮食为宜。

3.遵医嘱终身服用免疫抑制剂，按时服药，切勿擅自更改药物剂量及停止服药，禁止服用未经允许的任何药物。

4.如出现发热、畏寒、疲乏、咳嗽、呕吐、头痛、腹痛、高血压、四肢震颤、下肢水肿、黄疸等排斥反应症状，应立即就诊，以免延误病情。

5.每日定时测量并记录体温、血压、脉搏、体重及身高。

第二节　胆囊结石手术患者护理

【评估】

1.既往有无胆总管结石、肝内胆管结石、胆道蛔虫等病史。

2.病情评估：

（1）生命体征及有无周围循环衰竭、感染中毒、休克等表现。

（2）本次发作的诱因，如体位改变、吃油腻饮食、过度劳累或情绪变化等，既往有无类似发作史及治疗情况。

（3）腹痛程度、部位、性质，有无腹膜炎体征及放射痛。

（4）发热程度、有无寒战及恶心、呕吐等消化道症状。

（5）有无黄染及黏膜干燥情况。

（6）血培养及生化检查结果。

3.对胆囊结石及胆囊炎的认知程度及心理承受能力。

4.自理能力。

【护理】

1.术前护理

（1）嘱患者卧床休息，协助更换体位及生活护理。疼痛时遵医嘱给予解痉镇痛药物。禁用吗啡类药物。

（2）定时监测患者体温、脉搏、呼吸、血压的变化，观察其神态、面色、皮肤弹性、黏膜干燥及尿量的变化。高热患者应及时给予降温处理。

（3）严密观察病情变化，如出现腹膜炎体征并伴有高热寒战、黄疸，或急性腹痛伴有休克时，立即通知医生并做好抢救及紧急手术的准备。

（4）遵医嘱给予止血药物。

（5）急性期如有恶心、呕吐等应遵医嘱禁食，持续胃肠减压、静脉补液，纠正水、电解质失衡及酸中毒。

（6）感染患者遵医嘱应用广谱抗生素控制感染。

（7）观察皮肤有无黄染、粪便颜色变化，以确定有无胆道梗阻的发生。因黄疸皮肤瘙痒时可用温水清洗或用炉甘石洗剂擦拭局部。

（8）指导患者进低脂、高蛋白、高糖、高维生素食物。

（9）术日晨留置胃管。

2.术后护理

（1）按椎管内麻醉患者护理要点。

（2）血压平稳后协助半卧位，定时翻身；腹腔镜胆囊切除术6h后可下床活动。

（3）定时监测血压、心律、脉搏及呼吸的变化，观察有无血压下降、体温升高及尿量减少等全身中毒症状。

（4）遵医嘱给予镇痛药物。

（5）遵医嘱及时补充液体，保持出入量平衡，肠蠕动恢复后进流质饮食。

（6）保持胃管通畅，观察并记录引流量、颜色及性质；观察有无出血、胆漏、肠穿孔、伤口渗液及腹部体征等情况；定时测量体温、呼吸，发现异常及时通知医生。

（7）观察患者引流管或T管有无鲜血流出或出现血性胆汁，出血量少时仅表现为柏油便或大便带血，发现异常立即通知医生。

（8）T管引流及护理

1）T管不宜太短，妥善固定，严防因翻身、搬动、起床活动时牵拉而脱落。

2）T管不能高于引流管出口平面，防止胆汁反流逆行感染。

3）引流袋放置位置不宜过低，以免胆汁流失过度，影响脂肪的消化和吸收。

4）随时检查T管是否通畅，避免受压、折叠、扭曲，应经常挤捏。术后5～7d内禁止加压冲洗引流管。每天更换T管口周围敷料及引流袋，保持T管无菌。

5）观察并记录每天胆汁引流量、颜色及性质。

6）观察引流管周围皮肤有无红肿，若发现红肿可涂氧化锌软膏。

7）术后10～14d，如体温正常、黄疸消失、胆汁减少至200～300mL/d，无结石残留可考虑拔管。拔管前在饭前、饭后各夹管1h，若无饱胀、腹痛、发热、黄疸出现，1～2d后全天夹管。观察有无体温升高、腹痛、恶心、呕吐及黄疸等症状。进行拔管前先行T管逆行胆道造影，充分引流造影剂，1～2d后拔管，局部伤口用凡士林纱布填塞。

【健康指导】

1.低脂饮食，为预防结石复发，可根据结石分析结果选择食物。

2.遵医嘱定期进行肠道驱虫治疗。

3.准备行二期手术的患者，出院时仍带T管，讲解T管的重要性

（1）避免提举重物及过度活动，以防T管的脱出。

（2）尽量穿宽松、柔软的衣服。

（3）禁止洗盆浴，淋浴时可用塑料薄膜覆盖在置管处。

（4）教会患者及家属换药的方法，每天至少换药1次，因胆汁刺激性大，易侵蚀皮肤，换药时将纱布剪成开口，以吸收引流液。换药后为保护局部皮肤，可涂凡士林或氧化锌软膏，保持置管处皮肤及伤口清洁干燥。

（5）注意观察引流液的颜色和量，如发现T管突然无液体流出等异常情况，应及时就诊。

4.若出现腹胀、恶心、呕吐、黄疸、陶土色大便、茶色尿液，全身不适或伤口红肿热痛等症状，应及时就诊。

第三节　胰腺癌手术患者护理

【评估】

1.既往是否患有慢性胰腺疾病、糖尿病及高脂肪饮食、吸烟史。

2.病情评估：

（1）生命体征。

（2）腹痛的部位、性质及程度，有无向腰背部放射及药物止痛效果。

（3）有无黄疸、腹水，是否存在进行性加重、有无皮肤瘙痒、大便是否呈陶土色等。

（4）有无食欲减退、厌食油腻，消化不良或腹泻，有无恶心、呕吐、呕血、黑便等。

（5）有无乏力和消瘦等症状。

（6）有无其他脏器转移症状。

（7）血淀粉酶、空腹血糖、糖耐量试验、血清总胆红素、B超、CT等检查结果。

3.对胰腺癌的认知程度及心理承受能力。

4.自理能力。

【护理要点】

1.术前护理

（1）疼痛明显时嘱患者卧床休息，遵医嘱给予镇痛药物，并教会其应用各种非药物止痛的方法。

（2）鼓励患者进高蛋白、高热量、易消化、富含维生素的食物。

（3）呕吐后及进餐前行口腔护理，及时清除呕吐物。

（4）胃肠道反应严重不能进食者，遵医嘱静脉补充白蛋白或留置鼻饲管给予肠内营养。

（5）有胆道梗阻继发感染者，观察患者血压、脉搏、呼吸及腹部情况，有无腹膜刺激征。

（6）出现低血糖的患者，遵医嘱及时给予处理。

（7）皮肤瘙痒者，嘱其勤洗澡更衣，避免搔抓，必要时给予止痒药物。

（8）遵医嘱及手术要求做好术前准备。

2.术后护理

（1）清醒后取半卧位，有利于患者呼吸及引流。

（2）定时监测血压、体温、脉搏、呼吸及神志的变化，必要时遵医嘱给予氧气吸入。

（3）妥善固定各种引流管，观察并记录引流液量、颜色及性质。

（4）遵医嘱静脉补液，保持水、电解质及酸碱平衡。

（5）行胰十二指肠切除者，因手术吻合口较多，定时观察腹腔引流液量、颜色及性状，判断有无胆漏、胰瘘出血等并发症。

（6）行胰体和胰尾切除者，观察置于胰腺端面处引流管内有无胰液渗出（胰液为清澈无色），疑有胰瘘时，立即通知医生。遵医嘱引流管接负压吸引，并记录引流量。胰瘘周围的皮肤用氧化锌糊剂给予保护。

（7）及时了解血糖、尿糖的变化，异常时遵医嘱给予胰岛素治疗。

（8）鼓励并协助患者进行活动，预防血栓发生。

（9）肠功能恢复后，鼓励患者进食蛋白质、高维生素、低脂、易消化、无刺激性食物，并观察有无改变。

【健康指导】

1.调节饮食，进食高蛋白、高维生素、低脂、易消化、无刺激性食物，忌饮酒，忌饱食，为稳定血糖值，每天可进餐5~6次。

2.若出现进行性消瘦、贫血、乏力、发热等症状，应及时就诊。

第十四章 血管外科疾病患者护理

第一节 周围血管外科患者护理

一、术前护理

1.病情较重、老年人及自理能力较差者,协助完成肝肾、呼吸、凝血功能及血、尿常规检查。

2.戒烟。

3.血管造影的观察及护理

(1)准备血管造影部位的皮肤,若局部皮肤存在感染或毛囊炎应更换造影部位。

(2)进行碘过敏试验。

(3)动脉造影后穿刺点压迫20min,并加压包扎24h(静脉造影后,穿刺点压迫10min),若动脉搏动、皮温、皮肤颜色及感觉出现异常,立即通知医生。

4.营养不良者,鼓励患者进高蛋白、高热量、高维生素、低脂饮食。

5.合并症的患者遵医嘱给予药物治疗。

6.教会患者深呼吸,有效咳嗽咳痰的方法。

7.教会患者掌握进行肌肉收缩锻炼的方法。

8.遵医嘱及手术要求,做好术前准备。

二、术后护理

1.术后患者取平卧位或斜坡卧位,将患肢远端抬高,高于心脏20~30cm,避免关节过屈、挤压、扭曲血管及剧烈运动。

2.定时监测血压、体温、脉搏、呼吸的变化，发现异常及时通知医生。

3.定时观察各引流管的引流液量、颜色及性质，注意有无活动性出血，发现异常及时通知医生。

4.严格记录每小时尿量。

5.定时观察肢体血运情况，有无缺血性剧痛，观察皮肤的颜色、温度、末梢动脉搏动情况，警惕有无动脉血栓或栓塞的症状，发现异常立即通知医生。

三、并发症的观察及护理

1.预防呼吸窘迫综合征（ARDS）的发生，遵医嘱定时监测潮气量、呼吸频率、气道压力、血氧饱和度及动脉血气分析。遵医嘱定时给予雾化吸入，及时清除呼吸道分泌物，保持气道通畅。

2.定时观察患者意识变化，注意有无脑血栓征象，发现异常立即通知医生，并做好抢救准备。

3.观察有无肠麻痹、肠绞痛等症状，发现异常及时通知医生。

4.观察尿量、颜色及性质的变化，记录每小时尿量，遵医嘱测量尿比重、血肌酐、尿素氮等。

5.遵医嘱应用抗凝药物，鼓励患者术后进行床上肌肉伸缩运动及早期离床进行功能锻炼，注意有无肢体肿胀，预防血栓的形成。

6.观察有无皮肤紫癜、牙龈出血、消化道出血等临床表现，发现异常及时通知医生。

7.术后留置多种管道，护理过程中应严格无菌操作，定期进行病室空气培养预防感染的发生。有感染征象时，遵医嘱及时进行血、尿、痰的细菌培养。

第二节　急性动脉栓塞手术患者护理

【评估】

1.既往是否患有风湿性心脏病、冠心病，心脏瓣膜置换术、亚急性心内膜炎等所致的栓子、动脉瘤、动脉血管损伤以及有无吸烟史。

2.病情评估：

（1）生命体征。

（2）患肢疼痛的位置、性质、程度。

（3）患侧肢体感觉状况。

（4）患肢皮肤的温度是否下降、皮肤是否苍白。

（5）动脉搏动是否减弱或消失。

（6）患侧下肢有无间歇性跛行及肢端坏疽。

（7）既往是否患有动脉缺血性疾病。

3.对急性动脉栓塞的认知程度及心理承受能力。

4.自理能力。

【护理】

1.非手术治疗观察与护理

（1）嘱患者绝对卧床休息，减少活动，患肢放置稍低于心脏水平。

（2）定时监测血压、心率、脉搏、神志的变化，观察头部及四肢供血状况，以明确动脉狭窄或栓塞的位置及严重程度。

（3）急性期患者遵医嘱进行抗凝治疗，一般采用全身肝素化3～5d，以后单独使用双香豆素衍生物维持治疗3～6个月，并观察有无出血，监测凝血功能。

（4）遵医嘱进行溶栓治疗，一般在血栓栓塞3d内经导管注入溶栓药物，前4h给予大剂量治疗，以后48h给予小剂量维持。定时进行动脉血管造影，评价溶栓效果。

（5）有胃肠或脑部损伤、妊娠3个月或产后3～5d内、严重肝功能不良者，不能进行溶栓治疗。

（6）遵医嘱给予低分子右旋糖酐、阿司匹林、潘生丁等，进行抗凝治疗。

（7）遵医嘱给予0.1%普鲁卡因、罂粟碱、利血平等药物，解除血管痉挛，注意观察治疗效果。

2.手术治疗与护理

（1）术前护理

1）注意栓塞肢体的保温，但不宜过热。

2）遵医嘱及手术要求做好术前准备。

（2）术后护理

1）按椎管内麻醉患者护理要点。

2）术后平卧，肢体制动，患肢位置稍低于心脏水平。

3）定时监测血压、脉搏、心率、神志、瞳孔的变化，发现异常立即通知医生。维持血压稳定，避免低血压，预防继发血栓的形成。

4）定时观察肢体供血情况，血流恢复后，肢体疼痛消失，运动、感觉、皮肤颜色相继恢复。

5）定时观察手术部位远端动脉搏动情况及温度的改变。

6）术后12～24h，遵医嘱进行抗凝治疗，观察有无出血倾向。

7）遵医嘱进行输液治疗，观察有无酸中毒、高血钾及水、电解质紊乱等症状。

8）遵医嘱继续治疗心血管系统疾病，消除心律失常。

9）遵医嘱给予镇痛药物。

10）遵医嘱给予口服阿司匹林、双嘧达莫等抗凝药物。

【健康指导】

1.下肢除关节附近的血管或大血管手术外，均应早期活动。

2.遵医嘱应用抗凝药物，并定期检查凝血功能，以调整药物剂量；遵医嘱减药或停药，应用抗凝药物期间，如有出血不得随意应用止血药物。

3.告知患者患肢出现剧烈疼痛、麻木、苍白、皮肤温度下降、动脉搏动减弱或消失，应警惕有血栓形成或动脉栓塞的可能，应立即就诊。

4.镇痛药物遵医嘱可适当放宽，以免疼痛引发动脉痉挛。

5.戒烟。

6.饮食原则

1）指导患者进低脂、低热量、低糖饮食，以防动脉硬化。

2）鼓励患者多摄取维生素B族及维生素C并多饮水。

7.避免穿紧身衣服，每天至少松紧鞋带两次。

8.保持良好心态，促进康复。

第三节 下肢静脉曲张手术患者护理

【评估】

1.从事的工作是否经常站立。

2.病情评估：

（1）生命体征。

（2）下肢有无经常酸胀、疼痛、乏力等不适感，小腿有无水肿、色素沉着、皮疹、溃疡等改变。

（3）小腿慢性溃疡程度及治疗情况。

（4）小腿静脉曲张程度，是否使用过弹力袜或弹力绷带。

3.对下肢静脉曲张的认知程度及心理承受能力。

4.自理能力。

【护理要点】

1.术前护理

（1）一般患者遵医嘱使用弹力绷带或穿弹力袜，以缓解症状。保持良好的体位，避免双膝交叉坐位过久或长久站立、行走。

（2）患肢水肿的患者，术前嘱其卧床，抬高患肢30°～40°，使患肢高于心脏水平，有利于静脉、淋巴回流，从而减轻患者水肿。

（3）皮肤有慢性炎症或皮炎者，遵医嘱应用抗生素及局部外敷消炎药物，直至炎症消退后再行手术治疗。

（4）遵医嘱及手术要求，做好术前准备。

2.术后护理

（1）按椎管内麻醉患者护理要点。

（2）6h后改为半卧位，患肢抬高30°，观察患肢末梢血循环及伤口情况。

（3）定时监测血压、脉搏及呼吸的变化。

（4）下肢静脉曲张做剥脱术后用弹力绷带加压包扎，观察弹力绷带加压情况，若患肢疼痛是因绷带过紧，应及时松开弹力绷带，并自远而近重新加压包扎，观察患肢末梢血循环及肢体肿胀情况。

（5）遵医嘱给予抗生素，预防感染的发生。

（6）术后24h后可协助患者下床行走，当发现患肢肿胀、腓肠肌张力增高、腓肠肌疼痛、霍曼斯征阳性时，及时通知医生。

【健康指导】

1.应穿尺码合适的弹力袜或使用弹力绷带2～3个月，注意多休息并抬高患肢。

2.下肢静脉高位结扎加剥脱术后，应避免下肢负重及站立或坐位过久。

3.注意保护患肢，避免外伤。

4.一般需久站或久坐者，应定时改变体位，以预防下肢静脉曲张。

5.肥胖患者应减肥，预防便秘，减轻腹内压。

6.不要穿过紧的内裤，减少静脉血液淤积。

第十五章　胸部外科疾病患者护理

第一节　气胸手术患者护理

【评估】

1.气胸的病因。

2.病情评估：

（1）生命体征。

（2）疼痛的位置、性质及程度。

（3）呼吸困难程度。

（4）胸廓移动度。

（5）气管的位置。

（6）营养状况。

3.对气胸的认识程度及心理承受能力。

4.自理能力。

【护理】

1.术前护理

（1）定时监测患者生命体征的变化，若出现血压下降、呼吸困难、脉搏细弱等休克症状，立即协助医生进行抢救。

（2）有明显呼吸困难者，协助其采取半卧位，给予低流量氧气吸入，必要时进行排气治疗。

（3）胸腔内气体量较少，无明显呼吸困难者，嘱其卧床休息，限制活动量。

（4）剧烈干咳者，及时给予镇咳药物。

（5）胸部疼痛者，遵医嘱给予镇痛药物。

（6）体温升高、寒战、胸痛加剧、血白细胞升高，有并发胸膜炎或脓胸的可能，及时通知医生。遵医嘱留取痰液进行细菌培养，给予抗感染治疗及降温处理。

（7）鼓励患者多食蔬菜、水果及含粗纤维的食物，以免因大便干燥，用力排便而造成胸膜腔内压升高。

2．术后护理

（1）按全身麻醉患者护理要点，清醒后半卧位。

（2）给予持续或间断低流量氧气吸入。

（3）定时监测血压、脉搏、呼吸的变化，发现异常及时通知医生。

（4）保持呼吸道通畅，戴有气管插管时随时吸痰，了解双肺呼吸音状况，协助患者咳嗽、咳痰，痰液黏稠时定时给予雾化吸入。

（5）根据病情给予高热量、高维生素、易消化的饮食。

（6）早期活动，有利于肺膨胀。

【健康指导】

1．向患者及家属讲解气胸的知识，使其了解发病的诱因，判断气胸的类型、症状及预防措施。

2．根据患者及家属的理解能力，教会其自救的方法。

3．不要进行剧烈的体育活动。

4．保持良好心态，促进康复。

第二节　血胸手术患者护理

【评估】

1．血胸的病因。

2．病情评估：

（1）生命体征及有无出血性休克的征象。

（2）有无外伤史，有无胸腔其他疾患。

（3）出血是否压迫肺组织，患者有无缺氧、纵隔移位等临床症状。

（4）有无发热等胸腔感染症状。

3．对血胸的认知程度及心理承受能力。

4.自理能力。

【护理】

1.术前护理

（1）定时监测患者神志、血压、心率、脉搏、呼吸频率和幅度，以及血氧饱和度的变化，发现异常立即通知医生，并做好随时抢救的准备。

（2）开放静脉通道，配血，了解血红蛋白检查结果，必要时遵医嘱给予输血。

（3）为胸腔进行性出血的患者，遵医嘱做好开胸止血的准备。

2.术后护理

（1）按全身麻醉患者护理要点，清醒后半卧位。

（2）定时监测血压、心率、脉搏、呼吸的变化，发现异常及时通知医生。

（3）给予低流量氧气吸入。

（4）保持胸腔引流通畅（按胸腔闭式引流护理要点）。

（5）血胸合并感染的患者，定时监测体温的变化，高热、寒战时及时给予降温处理。

（6）遵医嘱静脉补液，给予抗生素，保持水、电解质及酸碱平衡。

（7）鼓励患者进高热量、高维生素、易消化的饮食。

【健康指导】

1.戒烟、戒酒，尽量少出入公共场所。

2.血胸合并感染的患者继续观察体温的变化，出现异常及时就诊。

3.合理搭配饮食，以防大便干燥。

4.保持良好心态，促进康复。

第三节　脓胸手术患者护理

【评估】

1.胸膜腔积脓的病因。

2.病情评估：

（1）生命体征。

（2）有无发热、胸痛、呼吸困难等症状。

（3）有无呼吸运动受限，患侧呼吸音减弱，体位性咳嗽。

（4）纵隔向健侧移位的程度。

（5）营养状况。

3.对脓胸的认知程度及心理承受能力。

4.自理能力。

【护理】

1.术前护理

（1）重症患者定时监测生命体征及病情的变化，若出现胸闷、气促、脉搏加快、口唇青紫等症状，立即通知医生，并给予低流量氧气吸入2~4L/min。

（2）痰液较多，咳脓痰者，定时给予雾化吸入，并协助排痰。

（3）高热者遵医嘱抗感染治疗，并及时给予物理降温，鼓励多饮水，保持口腔卫生。

（4）给予高蛋白、高热量、高维生素、易消化的饮食。必要时遵医嘱少量多次输血或给予静脉高营养。

（5）讲解术后卧位的重要性及胸带加压包扎的意义。

（6）讲解患侧上肢锻炼的重要性。

（7）遵医嘱及手术要求，做好术前常规准备。

2.术后护理

（1）定时监测血压、心率、脉搏、呼吸及体温的变化，发现异常及时通知医生。

（2）胸膜剥脱术后的患者因渗出较多，观察生命体征及引流液量、颜色及性状的变化，若血压下降、脉搏加快、尿量减少、烦躁不安，引流量3~5h内，每小时大于150mL，并呈鲜红色，提示有广泛渗血，立即通知医生，遵医嘱给予止血药物及快速输血，必要时做好再次开胸的准备。

（3）胸廓成形术后的患者，胸带需加压包扎，头偏向患侧，防止脊柱侧弯。

（4）根据疼痛程度，给予镇痛及镇静药物。

（5）保留尿管的患者，待病情稳定后每2h开放一次，注意尿量、尿色的变化，并做好会阴部的清洁。

【健康指导】

1.嘱患者戒烟戒酒，注意预防感冒。

2.合理搭配饮食，保证营养的摄入。

3.逐渐加大患侧上肢的活动量，加快肺功能的恢复。

4.保持良好心态，促进康复。

第四节　支气管扩张症手术患者护理

【评估】

1.支气管扩张的病因。

2.病情评估：

（1）生命体征。

（2）患者的家族史及本次发病的诱因。

（3）有无呼吸音改变、结核病史、咯血史。

（4）每天咳痰量及性状。

（5）体温有无改变及用药情况。

（6）营养状况。

3.对支气管扩张的认知程度及心理承受能力。

4.自理能力。

【护理】

1.术前护理

（1）观察呼吸、咳嗽及体温的变化，遵医嘱给予低流量吸氧及抗生素控制感染，体温高时给予物理降温。

（2）讲解控制感染，体位引流、排痰的重要性。根据病情每日记录痰量。

（3）有咯血史的患者，预防窒息，给予止血、消炎、止咳、镇静药物。

（4）戒烟，预防上呼吸道感染，有痰采取相应措施协助痰液的咳出。

（5）遵医嘱及手术要求，做好术前常规准备。

2.术后护理

（1）给予持续氧气吸入，维持血氧饱和度不低于95%。

（2）持续监测心电、血压、呼吸、血氧饱和度，发现异常及时通知医生。

（3）保持胸腔引流管通畅（按胸腔闭式引流护理要点）。

（4）保持尿管通畅，病情稳定后夹闭尿管，每2h开放一次。

（5）术后第2天鼓励患者进行有效咳痰，预防肺不张，每4~6h听呼吸音一次，拍背并协助排痰。痰黏稠时定时给予雾化吸入，必要时吸痰。

（6）持续止痛泵给药，若出现恶心、呕吐，可以暂停使用。

（7）给予高蛋白、高热量、高维生素、易消化的饮食。

【健康指导】

1.预防上呼吸道感染，尽量少出入公共场所。

2.按时服药，生活起居规律，戒烟、戒酒。

第五节　肺癌手术患者护理

【评估】

1.病情评估：

（1）生命体征。

（2）咳嗽程度。

（3）有无胸痛。

（4）体重有无下降、脱水及贫血。

（5）营养状况。

2.对肺癌的认知程度及心理承受能力。

3.自理能力。

【护理】

1.术前护理

（1）改善肺功能。

（2）戒烟（最好戒烟2周以上）

1）观察咳嗽、咳痰情况，教会患者进行有效咳嗽、咳痰及腹式呼吸的方法。

2）鼓励患者摄入足够的水分，湿化痰液。

3）肺部感染者，遵医嘱给予抗生素、支气管扩张剂、祛痰药物或雾化吸入等。

4）保持口腔卫生，遵医嘱治疗口腔合并症。

5）呼吸困难者及时给予低流量氧气吸入。

6）胸部疼痛者，遵医嘱给予镇痛药物。

（3）改善患者营养状况　给予营养丰富、易消化的食物。必要时遵医嘱静脉输入白蛋白、血浆等。

（4）做好术前准备　遵医嘱及手术要求，做好术前准备。

2. 术后护理

（1）按全身麻醉患者护理要点，清醒后取半卧位，以患者舒适为宜。

（2）定时监测患者血压、心率、脉搏、呼吸的变化，若发现血压下降、脉搏增快、呼吸困难等，立即通知医生。

（3）保持呼吸道通畅，带有气管插管时随时吸痰。拔管后指导并协助患者咳嗽、咳痰，痰液黏稠时给予雾化吸入稀释痰液。若已影响肺功能，可行气管切开。

（4）定时监测血氧饱和度及血气分析，并根据结果随时调节给氧方式及浓度。

（5）保持胸腔引流通畅（按胸腔闭式引流护理要点）。

（6）维持体液平衡　肺叶或全肺切除者，输液速度宜慢，不超过40滴/min（老、幼者遵医嘱）。限制钠盐的输入，准确记录出入量，防止肺水肿的发生。

（7）做好术后胸腔内出血、肺部感染及支气管胸膜瘘等并发症的观察及护理。

（8）全肺切除患者观察气管位置，术后2～3d内持续低流量氧气吸入。若出现皮下气肿，观察其范围及对气管位置的影响，必要时配合医生进行切开排气。

（9）鼓励患者术后1～2d床上活动，2d后可下床活动，并根据患者恢复状况逐渐增加活动量。

（10）术后需化疗或放疗的患者，讲解注意事项。

【健康指导】

1. 戒烟。

2. 全肺切除的患者应注意保暖，预防感冒，减少疲劳，适当进行体育锻炼。

3. 继续进行促进肺功能恢复的锻炼。

4. 右全肺切除的患者，一次不能吃得过饱，宜少量多餐。

5. 术后进行化疗或放疗的患者，合理搭配饮食，保证营养的摄入。

6. 保持良好心态，促进康复。

第六节 食管癌手术患者护理

【评估】

1.病情评估：

（1）生命体征。

（2）疼痛部位及性质。

（3）吞咽困难程度。

（4）营养状况，有无体重下降、贫血、脱水。

2.对食管癌的认知程度及心理承受能力。

3.自理能力。

【护理】

1.术前护理

（1）评估营养、水及电解质状况。对已有胃造瘘或空肠造瘘管的患者，了解食物的配制及灌注方法。

（2）鼓励患者进高蛋白、高热量、高维生素的饮食。进食困难者根据病情给予静脉营养支持，并准确记录出入量。

（3）合并慢性口腔疾病患者，及时给予治疗，保持口腔清洁及卫生。

（4）有吸烟或饮酒嗜好者，劝其戒烟、戒酒，并讲明重要性。

（5）指导并教会患者深呼吸、有效咳嗽、咳痰及腹式呼吸的方法。合并呼吸道感染者，协助留取痰液进行培养及药敏试验。定时给予雾化吸入，必要时进行体位引流。

（6）肠道准备

1）食管癌可导致不同程度的梗阻和炎症，术前1周遵医嘱给予抗生素治疗。

2）术前3d开始进流食，术前1d禁食，静脉补充营养。

3）对进食后滞留或进食后反流者，术前3～4d用温盐水清洁食管，以减轻水肿。睡眠时注意体位，预防吸入性肺炎的发生。

4）结肠代食管手术的患者，术前3～5d口服肠道抗生素及维生素K，术前2d进无渣流食，术前1日晚清洁灌肠或全肠道灌洗。

5）术日晨留置胃管，梗阻部位不能进入时，可暂置于梗阻上端，待术中直视下再置于胃中。

6）向患者讲解术后留置胃管、胸腔引流管的意义及重要性。

7）向患者讲解术后禁食的目的及进食原则。

8）遵医嘱及手术要求，做好术前常规准备。

2.术后护理

（1）持续心电监测，观察血压、脉搏、呼吸节律、速率的变化及血氧饱和度的变化，每小时记录1次。

（2）持续低流量吸氧，鼓励患者深呼吸及有效咳嗽，促进呼吸道分泌物的排出，保持口腔卫生。

（3）妥善固定胃管，持续低负压吸引，定时冲洗保持通畅，观察胃液量、颜色及性状。大量胃液吸出时注意了解电解质的变化。

（4）留置十二指肠营养管的患者，遵医嘱注入药物或营养液。

（5）保持胸腔引流通畅（按胸腔闭式引流护理要点），若持续3h引流液每小时超过100mL，同时伴有血压下降、心率加快等，及时通知医生。

（6）胃肠功能恢复，拔除胃管后，定量给患者喂糖水、米汤或牛奶，进食后观察患者有无体温升高、胸闷、心慌等不良反应。若出现吻合口瘘，应立即停止饮食，遵医嘱给予肠外营养支持和抗感染治疗。

（7）引流管内若出现混浊或咖啡色引流液时，观察有无食管瘘或胸腔感染。若引流管内出现大量的血清样液体，应考虑有无乳糜胸，发现异常，及时通知医生。

（8）做好肠道外营养的护理，了解患者有无低钠、低氯、低钾的症状，观察有无电解质紊乱的征象。

（9）留置尿管的患者，每2h开放1次，准确记录尿量。

（10）卧床期间指导患者进行患肢功能锻炼，鼓励尽早下床活动，预防静脉血栓的形成。

【健康指导】

1.戒烟、戒酒，养成良好的卫生习惯。

2.进软且易消化的食物，以少量多餐为宜，进食不可过快，避免进刺激性的食物和含有碳酸的饮料。进食后不应立即平卧，以防反流或引起吸入性肺炎。

3.保持健康心态，促进康复。

4.若出现进食后发噎症状及时就诊。

第十六章 神经外科疾病患者护理

第一节 脑室引流患者护理

【评估】

1.了解脑室引流的病因。

2.病情评估：

（1）生命体征。

（2）精神、意识状态。

（3）头部皮肤状况。

3.对脑室引流治疗的认识程度及心理承受能力。

4.自理能力。

【护理】

1.患者回病房后，取平卧位，立即在严格无菌条件下连接引流瓶，并将引流瓶悬挂于床头，引流管最高处距侧脑室10～15cm，以维持正常颅内压。

2.烦躁不安的患者，适当给予约束，专人护理。

3.脑室引流早期，引流速度禁忌过快。

4.对于后颅凹占位性病变者，术后早期可将引流瓶挂高，待颅内各部位的压力取得平衡后，再将引流瓶置于正常高度。

5.保持引流通畅，引流管内脑脊液水平有波动。如将引流管放低有脑脊液流出，压迫颈静脉时，脑脊液水平升高或涌出。

6.控制脑脊液量 每天不超过500mL，如感染、脑脊液分泌增多，注意水盐平衡的观察，如电解质紊乱，遵医嘱适量补液，同时将引流瓶提高距侧脑室20cm。

7.观察脑脊液的性状 术后1～2d脑脊髓液略带血性，以后转为橙黄色，若为鲜血，提示脑室内出血，立即通知医生，紧急手术，若脑脊液混浊，提示颅内感染，此时应放低引流管距侧脑室7cm，持续引流感染脑脊液，及时留取标本并送检，遵医嘱给予抗生素控制感染。

8.若需搬动患者，搬动前及时夹管，以防逆流引起颅内感染或引流过快引起脑室出血。

9.术后3～4d夹管，拔管前2d观察引流情况，无高颅压指征时方可拔管。

10.更换引流管、引流瓶（袋）注意事项

（1）更换引流管前准备好全部换管所需的消毒药液、无菌敷料、胶布等。

（2）操作前严格洗净并消毒双手。

（3）更换引流瓶（袋）前夹闭引流管，以免引流管内脑脊液逆流。

（4）引流管接头处用无菌纱布包裹，以保持无菌，然后再进行换管。

（5）更换引流瓶（袋）时记录引流量及脑脊液的性质。

第二节　颅底骨折患者护理

【评估】

1.病情评估：

（1）生命体征、意识状态及瞳孔。

（2）是否在无外伤的情况下耳、鼻、口腔等处有血水流出。

（3）有无眶周、乳突下广泛的淤血斑。

（4）有无脑脊液漏和视神经损伤症状。

2.对颅底骨折的认知程度及心理承受能力。

3.自理能力。

【护理】

1.定时监测患者意识状态、瞳孔、血压、脉搏及呼吸的变化，发现异常立即通知医生，并进行记录。

2.有脑脊液漏者（耳漏、鼻漏），嘱患者绝对卧床休息，协助其生活护理。

3.向患者讲解正确卧位的重要性，防止脑脊液逆流，预防颅内感染的发生。

4.有脑脊液漏者，按无菌伤口处理，头部垫无菌治疗巾和无菌棉垫。

第三节　颅内血肿患者护理

【评估】

1.病情评估：

（1）生命体征及意识状态。

（2）瞳孔是否等大、对光反应是否灵敏。

（3）头痛、呕吐的程度。

（4）有无肢体偏瘫症状。

2.对颅内血肿的认知程度及心理承受能力。

3.自理能力。

【护理】

1.术前护理

（1）遵医嘱定时观察患者意识状态、瞳孔、血压、呼吸的变化及肢体活动状况，发现异常立即通知医生，防止脑疝的发生，并进行记录。

（2）遵医嘱给予抗生素、止血等药物。

（3）患者出现剧烈头痛、频繁呕吐、烦躁不安等症状时，立即通知医生，并遵医嘱给予处理。

（4）及时清除呼吸道分泌物，保持呼吸道通畅。

（5）对意识不清、躁动的患者，适当给予约束或加床档，防止坠床等意外的发生。

（6）遵医嘱及手术要求，做好术前常规准备。

2.术后护理

（1）按全麻患者术后护理要点。

（2）定时监测并记录意识状态、瞳孔、血压、心率、脉搏及呼吸的变化，发现异常立即通知医生。

（3）遵医嘱给予抗生素及其他药物。

（4）做好气管切开患者的护理。

（5）指导患者进行深呼吸、有效咳嗽、咳痰，以预防肺部感染。

（6）定时协助患者翻身及按摩骨突处，以预防压疮。

（7）在病情允许的情况下鼓励患者多饮水，以预防泌尿系统感染。

（8）指导患者进行瘫痪肢体功能锻炼。

第四节　硬膜下血肿患者护理

【评估】

1.病情评估：

（1）生命体征及意识状态。

（2）有无头痛、恶心、呕吐等颅内压增高的症状。

（3）肢体感觉和活动状况。

（4）有无老年痴呆、精神异常、失语等。

2.对硬膜下血肿的认知程度及心理承受能力。

3.自理能力。

【护理】

1.术前护理

（1）头痛、恶心、呕吐的患者，遵医嘱给予对症处理。

（2）对肢体感觉障碍、活动无力或力弱者，加强安全防护，防止摔伤。

（3）向患者及家属讲解手术方法和注意事项，以取得患者合作。

（4）遵医嘱及手术要求，做好术前常规准备。

2.术后护理

（1）定时监测患者意识状态、瞳孔、血压、脉搏、呼吸的变化及肢体活动状况，必要时测颅内压和血氧饱和度，发现异常立即通知医生。

（2）患者取头低脚高位（床尾抬高30°），便于引流。

（3）观察并记录引流量、颜色及性状的变化，保持引流管通畅，发现异常及时通知医生。

（4）枕头上垫无菌治疗巾，每天定时更换，污染时随时更换。

（5）观察肢体恢复情况。

第五节 颅内肿瘤患者护理

一、脑膜瘤手术患者护理

【评估】

1.病情评估：

（1）生命体征及意识状态。

（2）有无偏瘫、视野缺失、失语等。

（3）有无癫痫的症状。

2.对脑膜瘤的认知程度及心理承受能力。

3.自理能力。

【护理】

1.术前护理

（1）自理能力较差的患者，协助其进行术前常规检查。

（2）观察患者有无头痛、呕吐等症状，预防脑疝的发生，发现异常立即通知医生。

（3）癫痫的患者，观察有无癫痫发作的先兆症状，做好安全的防护，防止摔伤等意外的发生。

（4）大脑凸面脑膜瘤受压明显时可出现精神症状，要加强巡视，必要时设专人护理。

（5）位于左侧半球凸面脑膜瘤的患者，及时了解失语性质及程度，采取与患者有效的沟通方式。

（6）肿瘤位于矢状窦旁、中部、额顶的患者观察肢体活动情况，偏瘫、力弱者协助生活护理。

（7）遵医嘱及手术要求，做好术前常规准备。

2.术后护理

（1）按全麻患者术后护理要点。

（2）定时监测意识状态、瞳孔、血压、脉搏、呼吸的变化及肢体活动状况，观察有无脑水肿及脑出血征象，发现异常立即通知医生。

（3）对术前有癫痫发作史的患者，观察其有无癫痫发作的征象，遵医嘱给予抗癫痫药物，并做好患者安全的防护。

（4）观察患者的视力、肢体运动、感觉恢复情况。

（5）做好失语患者的精神、心理及生活护理。

（6）做好偏瘫、昏迷、气管切开患者的护理，预防术后并发症。

【健康指导】

1.出院1个月后再洗头，以预防伤口感染。

2.讲解按时服抗癫痫药物的重要性，不可骤然停药或换药。

3.保证充足睡眠，每天连续睡眠8～10h。

4.合理搭配饮食，促进机体的康复。

5.应逐渐增加肢体活动量和语言训练的力度。

6.遵医嘱定期进行放疗和化疗，预防肿瘤的复发。

7.若出现头痛、呕吐等症状，及时就诊。

二、胶质瘤手术患者护理

【评估】

1.病情评估：

（1）生命体征。

（2）有无颅内压高的症状和体征。

（3）有无偏瘫、失语和视力改变等。

（4）有无癫痫发作史。

（5）有无食欲亢进、嗜睡及指端肥大症状。

2.对胶质瘤的认知程度和心理承受能力。

3.自理能力。

【护理】

1.术前护理

（1）遵医嘱定时监测患者血压、脉搏、呼吸的变化。

（2）做好昏迷、偏瘫、失语和视力改变患者的生活护理及安全防护。

（3）遵医嘱及手术要求，做好术前常规准备。

2.术后护理

（1）按全麻患者术后护理要点。

（2）定时监测患者意识状态、瞳孔、血压、脉搏、呼吸的变化及肢体活动状况，发现异常立即通知医生。

（3）观察伤口有无渗血、渗液及渗出液量、性状，发现异常及时通知医生。

（4）做好脑室引流的护理（按脑室引流护理要点）。

（5）躁动的患者可进行适当约束，防止坠床及拔管。

（6）若患者出现癫痫发作的先兆，遵医嘱给予抗癫痫药物，并注意安全防护。

（7）昏迷患者按昏迷护理要点。

（8）偏瘫者定时翻身、叩背，预防压疮及肺部并发症的发生。

（9）鼓励患者进营养丰富的饮食。

（10）术后3d内协助患者床上活动，3d后根据病情指导患者离床活动。

【健康指导】

1.术后1个月内不要洗头，头皮发痒可用酒精棉擦拭，不要用手搔抓伤口。

2.遵医嘱按时服用抗癫痫药，不可随意减量和停药。

3.合理搭配饮食，保证营养的摄入。

4.遵医嘱及时进行放疗和化疗，预防肿瘤复发。

三、垂体瘤手术患者护理

【评估】

1.病情评估：

（1）生命体征及意识状态。

（2）有无颅内压升高、嗜睡、记忆力减退、智能障碍及精神错乱等症状。

（3）有无脑膜刺激征的表现。

（4）有无皮质醇增多症的症状。

（5）有无垂体功能低下的症状。

2.对垂体瘤的认知程度及心理承受能力。

3.自理能力。

【护理】

1.术前护理

（1）遵医嘱留取激素血标本及与手术有关的标本并及时送检。

（2）自理能力较差的患者，协助其完成术前常规检查。

（3）多饮、多尿的患者，准确记录出入量。

（4）观察患者有无突然剧烈头痛、复视、视力减退或失明、意识障碍等症状。发现异常立即通知医生，并做好抢救或手术准备。

（5）经口鼻蝶切除肿瘤的患者，术前剪鼻毛，清理鼻腔，用氯麻滴鼻液滴鼻及朵贝尔液漱口，并指导患者术前练习张口呼吸。

（6）向患者讲解术后注意事项。

（7）遵医嘱及手术要求，做好术前常规准备。

2.术后护理

（1）按全麻患者术后护理要点。

（2）定时监测患者意识状态、瞳孔、眼球活动及位置、血压、脉搏、呼吸的变化及肢体活动状况，发现异常及时通知医生。

（3）术后低颅内压者，观察有无恶心、呕吐等症状，必要时给予头低脚高卧位及止吐药物。

（4）遵医嘱静脉补充液体，尿崩者准确记录出入量，注意水、电解质平衡的观察。

（5）观察伤口有无渗血、渗液及渗出液的量、颜色及性状，发现异常及时通知医生。

（6）经口鼻蝶手术患者若口腔内有引流条不可自行拽出，及时通知医生给予处理。

（7）保持呼吸道通畅，及时吸出口腔内的分泌物。

（8）遵医嘱继续用氯麻滴鼻液滴鼻，观察患者有无脑脊液鼻漏现象，发现异常及时通知医生。

（9）嘱鼻漏患者禁止堵鼻。

（10）禁止经鼻漏侧孔插鼻管或吸痰。

（11）定时进行口腔护理，指导患者用朵贝尔液漱口，以预防口腔感染。

（12）病情允许的情况下，可抬高床头30°～60°，以使脑组织移向颅底封闭漏口。

【健康指导】

1.遵医嘱应用激素和癫痫药物治疗者，嘱患者不得任意停药、加量或减量。

2.经蝶手术的患者，保持大便通畅，预防感冒，尽量不打喷嚏等。出院1个月内用盐水漱口，不要刷牙。

3.遵医嘱选择最佳的放疗时间。

4.进食低糖、低脂、高蛋白、高维生素的饮食。

5.活动要适度，若感觉异常应随时就诊。

四、脑干肿瘤手术患者护理

【评估】

1.病情评估：

（1）生命体征。

（2）肿瘤的部位及性质。

（3）有无脑神经损害、顽固性呕吐、眩晕、吞咽障碍等症状。

2.对脑干肿瘤的认知程度及心理承受能力。

3.自理能力。

【护理】

1.术前护理

（1）自理能力较差者，协助完成术前常规检查。

（2）观察患者血压、脉搏、呼吸的变化，发现异常立即通知医生，并做好抢救准备。

（3）遵医嘱指导患者进食，吞咽困难者，进食前应检查吞咽功能及喉反射情况。

（4）教会患者进行深呼吸、有效咳嗽咳痰的方法。

（5）协助患者做好生活护理及安全防护。

（6）遵医嘱及手术要求，做好术前常规准备。

2.术后护理

（1）定时监测患者神志、血压、脉搏、呼吸的变化及肢体活动状况，发现异常及时通知医生，并做好抢救准备。

（2）保持呼吸道通畅，及时吸出口腔内的分泌物。

（3）眼睑闭合不全的患者，遵医嘱滴眼药水或眼药膏，并用纱布覆盖，或用蝶形胶布将上下眼睑粘合。

（4）胃肠道出血的患者，随时观察胃液、大便的颜色及有无腹胀等症状，发现异常立即通知医生，并做好抢救的准备。

（5）术后禁食期间，遵医嘱给予静脉高营养或经鼻饲管给予营养饮食，观察水、电解质平衡状况。

（6）遵医嘱定时进行雾化吸入、拍背、协助排痰。

（7）保持引流管通畅，观察引流液量、颜色及性状，发现异常及时通知医生。

（8）若患者体温38.5℃以上时，及时给予降温处理。

（9）卧床期间加强基础护理，定时协助翻身、叩背，预防压疮及肺部并发症的发生。

（10）卧床期间鼓励患者进行肢体活动，预防静脉血栓的形成。

【健康指导】

1.遵医嘱按时服药，不得停服或随意减量。

2.戴胃管出院的患者，嘱家属定时给予鼻饲饮食。一般患者合理搭配饮食，保证营养的摄入，促进康复。

3.偏瘫、面神经麻痹的患者，鼓励其接受现实，建立自信心。

4.继续进行功能锻炼，促进肢体功能恢复。

五、颅底肿瘤手术患者护理

【评估】

1.病情评估：

（1）生命体征。

（2）有无颅内压增高的症状与体征。

（3）有无剧烈头痛、恶心、呕吐等症状。

（4）视力状况。

2.对颅底肿瘤的认知程度及心理承受能力。

3.自理能力。

【护理】

1.术前护理

（1）定时监测患者血压、脉搏、呼吸的变化。

（2）颅内压增高，剧烈头痛的患者，嘱其绝对卧床休息。肿瘤巨大者，嘱患者翻身时应慢，不能骤然卧向患侧，以防脑干外移，引起突然死亡。

（3）视力下降、复视者，协助患者做好生活护理及安全防护。

（4）遵医嘱及手术要求，做好术前常规准备。

2.术后护理

（1）按全麻患者术后护理要点。

（2）定时监测患者意识状态、瞳孔、血压、脉搏、呼吸及肢体活动状况，发现异常及时通知医生。

（3）观察伤口渗血、渗液量、颜色及性状，发现异常及时通知医生。

（4）做好脑室引流的护理（见脑室引流护理要点）。

（5）定时吸痰，保持引流通畅，防止因缺氧而导致颅内压增高。

（6）周围性面瘫的患者，若眼睑闭合不全，定时滴眼药，并用凡士林油纱或用金霉素眼药膏保护角膜；若眼睑长期不能闭合，可给予缝合。

（7）定时协助患者翻身，预防压疮及肺部并发症的发生。

（8）鼓励患者进营养丰富、易消化的饮食。

【健康指导】

1.遵医嘱按时服药，不得停服或随意减量。

2.合理搭配饮食，保证营养的摄入。

3.继续进行功能锻炼，促进肢体功能恢复。

六、听神经瘤手术患者护理

【评估】

1.病情评估：

（1）生命体征及意识状态。

（2）有无头昏、眩晕、恶心、呕吐等颅内压高的症状。

（3）耳聋程度。

（4）有无吞咽困难。

（5）了解患者听力试验、前庭功能试验、影像学检查、脑干听觉诱发电位、面神经功能试验及脑脊液检查结果。

2.对听神经瘤的认知程度及心理承受能力。

3.自理能力。

【护理】

1.术前护理

（1）自理能力较差的患者，协助完成术前常规检查。

（2）观察吞咽困难患者进食状况，必要时遵医嘱留置鼻饲管，定时给予高蛋白、高维生素的流质饮食，预防因营养不良而造成的低蛋白血症。

（3）共济失调的患者应有家属陪伴，做好安全防护。

（4）遵医嘱及手术要求，做好术前常规准备。

2.术后护理

（1）按全麻患者术后护理要点。

（2）定时监测患者意识状态、血压、脉搏、呼吸的变化，发现异常立即通知医生。

（3）面神经及三叉神经损伤、眼睑闭合不全者，遵医嘱定时给患者滴眼药，以保护角膜。

（4）有精神症状的患者，加床档或适当约束，防止意外的发生。

（5）三叉神经损伤者因面部感觉减退，进食时注意食物温度，防止烫伤。

（6）后组脑神经损伤饮食呛咳者，遵医嘱禁食，静脉补充营养。3d后遵医嘱给予流质饮食，必要时经鼻饲给予流质饮食。

（7）清理呼吸道能力低下的患者，定时给予雾化吸入、拍背等促进痰液的排出；必要时给予吸痰，预防肺部并发症的发生。

（8）面部出现带状疱疹时，遵医嘱用药，预防继发感染。

（9）根据患者的听力状况，采取适当的交流方式，满足患者的需求。

七、脑脓肿手术患者的护理

【评估】

1.病情评估：

（1）生命体征。

（2）意识状态及瞳孔的状态。

（3）有无头痛、恶心、呕吐等颅内压高的症状。

（4）有无其他感染病灶。

2.对脑脓肿的认知程度和心理承受能力。

3.自理能力。

【护理】

1.术前护理

（1）自理能力较差者，协助其完成术前常规检查。

（2）观察患者意识、血压、脉搏及呼吸的变化，发现异常及时通知医生。

（3）观察患者局部与全身的感染症状及临床表现。

（4）遵医嘱给予抗感染药物，注意观察药物不良反应及疗效。

（5）遵医嘱及手术要求，做好术前常规准备。

2.术后护理

（1）按脑脓肿患者术后护理要点。

（2）定时监测患者意识状态、血压、脉搏、呼吸及体温的变化，发现异常及时通知医生。

（3）体温在38.5℃以上者，及时给予物理或遵医嘱给予药物降温，注意观察降温效果，并鼓励患者多饮水。

（4）保持引流通畅，做好引流管护理。

（5）遵医嘱进行腔内注射药物及冲洗，观察引流液的颜色、量及性状，发现异常及时通知医生。

（6）鼓励患者进高蛋白、高维生素、易消化的饮食。

（7）卧床期间指导患者进行肢体活动，病情允许的情况下鼓励早期离床活动。

八、脊髓疾患手术患者护理

【评估】

1.病情评估：

（1）生命体征、意识及瞳孔状态。

（2）患者对温、痛、触觉的感觉。

（3）肢体活动状况。

（4）能否自主排尿。

2.对脊椎手术的认知程度及心理承受能力。

3.自理能力。

【护理】

1.术前护理

（1）协助患者生活护理，减轻其精神压力。

（2）不能自主排尿者，留置尿管，注意观察尿量、颜色及性状，保持引流通畅。

（3）温、痛、触觉障碍者，及时给予健康指导，预防烫伤等意外的发生。

（4）肢体瘫痪者，做好被动活动及皮肤的护理，预防压疮的发生。

（5）肢体活动障碍者，做好安全防护，预防摔伤。

（6）遵医嘱及手术要求，做好术前常规准备。

2.术后护理

（1）将患者安置于硬板床上，床上放置气垫或海绵垫，预防压疮的发生。

（2）定时监测患者意识状态、瞳孔、血压、脉搏、呼吸的变化及肢体活动状况，发现异常立即通知医生，并做好抢救的准备。

（3）给患者翻身时应用双手固定其头部，采取"轴式"翻身，防止脊髓的损伤。

（4）高位颈髓肿瘤的患者，定时监测呼吸频率及深浅度，保持呼吸道通畅，发现异常立即通知医生，做好气管插管的准备。

（5）患者禁食期间遵医嘱静脉补充营养，观察有无电解质紊乱的征象。

（6）观察患者排便、排尿情况，排尿困难者留置尿管，保持引流通畅，观察尿量、颜色及性状的变化。

（7）观察肢体活动及感觉状况，发现异常及时通知医生。

（8）指导患者进高蛋白质、高维生素、易消化的饮食。

（9）卧床期间鼓励患者进行肢体活动，预防深静脉血栓的形成。

（10）颈椎或腰椎术后康复期的患者，遵医嘱为其选择合适的颈托或腰围，并指导使用的方法及注意事项。

【健康指导】

1.注意观察肢体肌力、感觉以及排泄情况，发现异常随时就诊。

2.出院时仍不能自主排尿者，教会家属尿管护理的方法。

3.教会患者及家属进行肢体功能锻炼的方法。

4.教会患者佩戴腰围的方法，佩戴时间遵医嘱。

5.教会患者佩戴颈托的方法，佩戴时间遵医嘱。

6.合理搭配饮食，保证营养的摄入。

7.保持良好心态，促进机体的康复。

第十七章　骨科疾病患者护理

第一节　石膏固定患者护理

【评估】

1.受伤过程及有无其他并发症。

2.病情评估：

（1）生命体征。

（2）石膏固定部位皮肤状况。

（3）患肢石膏固定的患者，评估皮肤的颜色、温度、肢体肿胀、肢端感觉及活动等。

（4）躯干部石膏固定的患者，评估呼吸有无异常、腹部有无不适等。

（5）石膏固定后评估局部皮肤有无疼痛，石膏内有无异常气味。

（6）石膏的干固程度、松紧度、清洁度及石膏表面有无渗血、渗液等。

3.对石膏固定的认知程度及心理承受能力。

4.自理能力。

【护理】

1.石膏未干时暴露，以促其速干。冬季可用支被架支起盖被，在温度低、湿度大时可用红外线照射或用电风扇吹干。

2.石膏未干时，搬运患者应用手掌平托石膏，不可用手指抓捏，避免在石膏上压出凹陷，形成压迫点。在搬运、翻身或改变体位时，应注意保护石膏，防止折断。

3.观察患肢末端是否存在血流循环或神经感觉障碍。

4.检查石膏边缘皮肤有无早期压疮，对石膏边缘皮肤及邻近石膏的骨突处进行按摩。肢体固定的患者用枕垫抬高患肢，以利肿胀的消除，下肢石膏在足跟部垫软枕。如石膏内有明显的局限性压痛和腐臭气味，应查找原因并及时通知医生。

5.石膏内有出血时，可渗透到石膏表面，为了明确出血是否继续，可沿血迹的边界用铅笔圈画并记录时间，继续观察，如圈画的血迹边界不断加大，及时通知医生。

6.保持石膏清洁、干燥，防止食物、尿、便等污染。

7.石膏背心固定的患者，观察有无呼吸困难、腹痛、呕吐等症状。在上石膏背心时，心前区不宜过紧，女性患者注意乳房不要受压，嘱患者进食不要过饱，以少量多餐为宜。

8.指导患者进行主动的肌肉舒张、收缩锻炼，未被固定的关节应早期活动，以促进肢体消肿，预防肌肉萎缩、关节僵直等。病情允许时鼓励患者尽早下床活动。

9.肢体肿胀消退易使石膏松动，及时通知医生更换石膏。

第二节　牵引患者护理

一、皮牵引患者护理

【评估】

1.骨折过程及有无并发症。

2.病情评估：

（1）生命体征。

（2）有无糖尿病、高血压、心脏病等。

（3）年龄、体重、皮肤完整性及对胶布有无过敏史。

（4）体位、肢体活动度，是否能使牵引维持在有效状态。

（5）肢体骨折患者肢端血运、感觉、运动及关节活动情况。

3.对皮牵引的认知程度及心理承受能力。

4.家属对皮牵引治疗的认知程度及支持力度。

5.自理能力。

【护理】

1.皮牵引前护理

（1）将患者患肢清洗干净。

（2）向患者及家属讲解皮牵引治疗的重要性及注意事项。

（3）认真做好患者的心理护理，取得其配合。

2.皮牵引后护理

（1）患者卧硬板床，一般将床头或床尾抬高15～30cm，利用体重与牵引方向形成反牵引力。

（2）牵引患者进行床头交接班。

（3）保持有效牵引

1）将患肢置于功能位，下肢保持外展位。

2）扩展板与滑轮应形成阻力。

3）牵引线与牵引骨骼的纵轴线保持一致。

4）牵引重物保持悬空位。

5）牵引重量遵医嘱而定，不可任意加减重量或放松牵引线。

6）做晨、晚间护理时，不可将被子压在牵引绳上，以免影响牵引力。

7）观察患者牵引效果，发现问题及时给予调整。

（4）观察患肢血液循环状况 患肢肢端可因牵引带缠绕过紧而压迫血管、神经，引起发绀、肿胀、发冷、麻木、疼痛、运动障碍及脉搏减弱或测不到，遇有上述情况，及时通知医生。

（5）观察皮牵引肢体皮肤有无红肿、过敏，发现异常及时处理。

（6）小儿悬吊牵引，观察重量大小是否适当，以使臀部稍离床面为宜。

（7）使用枕颌吊带时，须随时观察吊带是否牢稳、舒适、安全，吊带是否因移动位置压迫颈部而影响呼吸。

（8）防止患者肌肉萎缩与关节僵硬，牵引后即刻指导患者进行手指、足趾、踝关节及股四头肌的运动。患者可用床架上的拉手练习上肢肌肉及起卧运动，可给患者穿上"丁"字鞋，以防止足下垂，注意勿使盖被压在足背上。

（9）预防坠积性肺炎，指导患者进行深呼吸，有效咳嗽咳痰。

（10）做好基础护理，预防压疮、肺部及泌尿系统感染等并发症的发生。

（11）预防便秘，合理搭配饮食，多给患者蔬菜和水果，多饮水，必要时给予缓泻剂。

【健康指导】

1.继续进行患肢关节功能锻炼，防止肌肉萎缩，遵循循序渐进的原则。

2.注意营养的摄入，合理搭配饮食，促进骨骼的愈合。

3.多食富含粗纤维的食物，预防便秘。

二、骨牵引患者护理

【评估】

1.骨折过程及有无并发症。

2.病情评估：

（1）生命体征。

（2）有无糖尿病、高血压、心脏病等。

（3）年龄、体重、皮肤的完整性。

（4）体位、肢体活动度，是否使牵引能维持在有效状态。

（5）肢体骨折患者肢端血运、感觉、运动及关节活动情况。

3.对骨牵引的认知程度及心理承受能力。

4.家属对骨牵引治疗的认知程度及支持力度。

5.自理能力。

【护理】

1.骨牵引前护理

（1）将患者患肢穿刺部位皮肤清洗干净并备皮。

（2）向患者及家属讲解骨牵引治疗的重要性及注意事项。

（3）做好患者的心理护理，取得配合。

2.骨牵引后护理

（1）患者卧硬板床，根据骨折部位可将床头或床尾抬高15～30cm，以利用体重与牵引方向形成反牵引力。

（2）牵引针口周围的皮肤每日用碘伏擦拭并清理分泌物，用无菌纱布覆盖。

（3）骨牵引重量遵医嘱及病情而定，不可随意加减或移去。

（4）下肢骨牵引应保持下肢外展位，重量悬空，牵引绳牢固、光滑，牵引力线应与股骨轴心线一致。

（5）颅骨牵引患者枕骨粗隆处放置海绵或纱布垫，减轻对骨突部位的压迫。翻身过程中保持牵引方向正确，勿扭曲头颈。

（6）牵引治疗过程中指导患者进行股四头肌锻炼，以防肌肉萎缩及关节僵直。指导患者主动进行足背伸屈运动，防止腓总神经受压而造成足下垂。

（7）鼓励患者利用拉手架经常抬起上身及臀部，预防压疮。

（8）指导患者进行深呼吸，有效咳嗽、咳痰，预防坠积性肺炎。

（9）鼓励患者多饮水，预防泌尿系结石的发生。

（10）鼓励患者多食粗纤维的食物，预防便秘。

（11）定期进行床上擦浴，保持患者清洁卫生，冬季注意保暖，可用特制的牵引被。

【健康指导】

1.继续进行患肢关节功能锻炼，防止肌肉萎缩，应遵循循序渐进的原则。

2.注意骨牵引穿插部位的清洁，预防感染的发生。

3.注意营养的摄入，合理搭配饮食，促进骨骼的愈合。

4.多食粗纤维的食物，预防便秘。

第三节　四肢骨折患者护理

一、肱骨髁上骨折患者护理

【评估】

1.了解骨折过程及有无并发症。

2.病情评估：

（1）生命体征。

（2）年龄及配合状况。

（3）疼痛耐受程度。

（4）患肢肿胀、桡动脉搏动、皮肤温度及手指活动等。

3.对骨折的认知程度及心理承受能力。

4.自理能力。

【护理】

1.术前护理

（1）观察患肢肿胀程度、有无剧烈疼痛、桡动脉搏动、指端毛细血管充盈状况、皮肤温度、手指主动活动及指端被动牵拉痛等。

（2）观察患肢有无桡神经、尺神经、正中神经损伤的症状。

（3）行牵引治疗者，因骨折时肘部肿胀明显，牵引时又要屈肘45°，易发生血液循环障碍，注意观察患肢的感觉、血运、肿胀等情况，发现异常应及时通知医生。

（4）遵医嘱及手术要求，做好术前常规准备。

2.术后护理

（1）麻醉恢复期定时监测血压、脉搏、呼吸的变化，并进行记录。

（2）观察患肢血运及手的感觉、运动等情况，若皮肤发绀、发冷，毛细血管充盈迟缓，桡动脉搏动异常，及时通知医生。

（3）观察伤口渗血情况，出血多时立即通知医生。

（4）用气垫或软枕将患肢垫高，使患肢高于心脏水平，促进肿胀消退。

（5）患者对疼痛的耐受力差，正确评估疼痛程度，遵医嘱使用镇痛药。

（6）指导患者进高蛋白、高维生素、高热量、易消化的饮食，促进骨折的愈合。

（7）遵医嘱指导患者进行手指及腕关节的屈伸活动，逐步进行肘关节的屈伸练习，不锻炼时患肢用吊带或三角巾制动。

【健康指导】

1.观察伤口、体温的变化，若出现体温增高，伤口红、肿、热、痛或有液体渗出时及时就诊。

2.告知家属有计划地安排患者进行功能锻炼，应遵守循序渐进的原则。

3.注意营养的摄入，合理搭配饮食，促进骨折愈合。

二、尺桡骨骨折患者护理

【评估】

1.骨折过程及有无并发症。

2.病情评估：

（1）生命体征。

（2）患肢肿胀、感觉、血运及运动情况。

（3）疼痛耐受程度。

（4）患肢有无神经损伤。

3.对骨折的认知程度及心理承受能力。

4.自理能力。

【护理】

1.术前护理

（1）观察患肢的疼痛、肿胀、手指感觉、运动及血运等情况，发现异常及时通知医生。

（2）观察患肢有无神经损伤症状。

（3）骨折复位石膏固定者，一般将患肢固定于中立位，观察石膏的松紧度、患肢的位置，手指血运、感觉、活动等情况。石膏干固后鼓励其进行手指的屈伸及肩部的活动，以促进肿胀的消退。

（4）夹板固定的患者，除应观察手指的血运、感觉、活动外，还应注意及时调整夹板的松紧度，观察是否有压疮形成，并用三角巾或吊带，悬吊患肢于90°角的位置。

（5）遵医嘱及手术要求，做好术前常规准备。

2.术后护理

（1）麻醉恢复期观察患者血压、脉搏、呼吸的变化。

（2）观察手指血运、感觉、活动情况及患肢肿胀程度，警惕骨筋膜综合征的发生。

（3）观察引流液的颜色及量，保持引流通畅。

（4）无论是手法复位外固定或切开复位内固定，术后均应抬高患肢。

（5）加强营养，多食高蛋白、高维生素、高热量、易消化的食物。

（6）遵医嘱指导患者进行功能锻炼，开始时先练习手指屈伸和腕关节活动，逐步练习肘、肩关节活动，待拍片证实骨折愈合后方可进行前臂旋转练习。

【健康指导】

1.继续观察体温、伤口的变化，如出现体温增高，伤口红、肿、热、痛或有渗出液，及时就诊。

2.戴石膏、夹板固定出院者，向患者及家属交代石膏及夹板应保持清洁、干燥，避免损伤。

3.继续进行功能锻炼，并遵守循序渐进的原则。

4.注意营养的摄入，合理搭配饮食，促进骨折愈合。

三、桡骨下端骨折患者护理

【评估】

1.骨折过程及有无并发症。

2.病情评估：

（1）生命体征。

（2）年龄及对治疗的配合程度。

（3）患肢血运、感觉、运动及肿胀情况。

（4）疼痛耐受程度。

3.对骨折的认知程度及心理承受能力。

4.自理能力。

【护理】

1.术前护理

（1）观察患肢血运、感觉、运动及肿胀情况，如出现患肢肿胀明显、指端发青、发冷等，及时通知医生。

（2）观察患肢有无神经损伤症状，Colles骨折可有正中神经受压症状，如骨折复位完善后，症状仍未消失，及时通知医生。

（3）石膏外固定患者做好石膏护理，防止石膏内压疮形成。老年患者对疼痛的感觉差，更应细致观察。

（4）遵医嘱给予镇痛药物。

（5）加强老年人的生活护理，增加营养，减少合并症的发生。

（6）遵医嘱及手术要求，做好术前常规准备。

2.术后护理

（1）麻醉恢复期定时监测患者血压、脉搏、呼吸的变化。

（2）观察患肢血运、感觉、活动及肿胀等，发现异常及时通知医生。

（3）指导患者进高蛋白、高维生素、高热量、易消化的饮食，除可促进伤口愈合外，对预防创伤后骨萎缩的发生也有一定的作用。

（4）根据病情鼓励老年人早期下床活动，防止因长期卧床而引起的便秘、肺炎等并发症。

（5）鼓励老年患者积极进行指、肩、肘的功能锻炼，以预防创伤后骨萎缩。

（6）石膏固定的患者，按石膏固定患者护理要点。

【健康指导】

1.继续观察体温、伤口的变化，若出现体温增高，伤口红、肿、热、痛或有渗出液，及时就诊。

2.腕关节取下石膏后，遵医嘱进行功能锻炼，以免影响关节功能。

3.戴石膏或夹板出院者，向患者及家属交代石膏应保持清洁、干燥，避免损伤等。

4.抬高患肢时，应高于心脏水平。患肢功能锻炼，应遵循循序渐进的原则。

5.为减少合并症，老年人应尽可能多下床活动，促进机体的康复。

6.注意营养的摄入，合理搭配饮食，促进骨折的愈合。

四、股骨颈骨折患者护理

【评估】

1.骨折过程及有无并发症。

2.病情评估：

（1）生命体征。

（2）患肢活动状况。

（3）髋部疼痛状况。

3.对骨折的认知程度及心理承受能力。

4.自理能力。

【护理】

1.术前护理

（1）皮牵引治疗的患者按皮牵引患者护理要点。

（2）患者平卧位时尽量少搬动，以免影响治疗效果。卧床期间，做好基础护理，预防压疮、肺炎、泌尿系统感染及心血管疾病的发生。

（3）保守治疗的患者，指导患者早期进行股四头肌的锻炼。

（4）需手术治疗的患者，针对异常心态及时给予疏导。

（5）遵医嘱及手术要求，做好术前常规准备。

2.术后护理

（1）定时监测患者血压、脉搏、呼吸的变化，发现异常及时通知医生。

（2）术后疼痛的患者，除给予镇痛药物，也可采用无创伤性镇痛措施，如松弛、按摩、分散注意力等，以加强镇痛药物的疗效。

（3）随时观察患肢的位置，防止患肢内收、外旋，保持患肢呈外展中立位。

（4）卧床期间做好骨突部位的护理，防止压疮的发生。

（5）术后第2d可协助患者坐起，以减少合并症的发生。

（6）遵医嘱尽量早期协助患者坐轮椅下床活动，患肢免负重。

（7）人工髋关节置换术后掌握正确的翻身方法，结合术前髋关节病变程度、假体类型、手术过程和患者全身情况，安排康复锻炼。

（8）保持骨折部位固定不动，并用支持物支持，穿矫形鞋。

【健康指导】

1.尽量保持患肢的功能位置，坐位时患肢不能盘腿。

2.翻身时尽量向健侧翻。

3.继续进行患肢的功能锻炼，应遵循循序渐进的原则。

4.术后3~4周，可在家属的协助下扶双拐下地，患肢免负重，6个月可完全去掉双拐，患肢负重行走。

5.注意营养的摄入，合理搭配饮食，促进骨折的愈合及机体的康复。

五、股骨干骨折患者护理

【评估】

1.骨折过程及有无并发症。

2.病情评估：

（1）生命体征及有无出血性休克的先兆。

（2）对疼痛的耐受程度。

（3）患肢的肿胀程度。

（4）骨折的部位、类型及肢体移动情况。

3.对骨折的认知程度及心理承受能力。

4.自理能力。

【护理】

1.术前护理

（1）观察患者生命体征及是否合并颅脑、内脏损伤及出血性休克。

（2）尽快开放静脉通路，遵医嘱进行输血、输液等治疗。

（3）记录病情变化、治疗项目及出入量。

（4）遵医嘱及病情给予镇痛药物。

（5）保守治疗的患者应保持患肢外展位，抬高患肢，做好骨牵引的护理。

（6）疼痛减轻后，即可进行股四头肌及关节屈曲的功能锻炼。

（7）准备手术的患者，遵医嘱及手术要求做好常规准备。

2.术后护理

（1）定时监测患者血压、脉搏、呼吸的变化，发现异常及时通知医生。

（2）患肢伤口放置引流的患者，观察引流的颜色、量及性状，保持外层敷料干燥。活动时防止引流管打折、受压、扭曲、脱出等。

（3）术后抬高患肢，以利于静脉及淋巴的回流，防止或减轻患肢的肿胀。

（4）患者卧床期间做好骨突部位皮肤的护理，防止压疮的发生。

（5）遵医嘱指导患者进行股四头肌及关节屈曲的功能锻炼。

【健康指导】

1.抬高患肢，继续进行患肢股四头肌及关节屈曲的功能锻炼。

2.注意营养的摄入，合理搭配饮食，促进骨折的愈合。

3.推拐行走时，注意安全。

六、胫腓骨骨折患者护理

【评估】

1.骨折过程及有无并发症。

2.病情评估：

（1）生命体征及一般状况。

（2）骨折部位肿胀及疼痛状况。

（3）评估开放性骨折患者皮肤完整性及足背动脉搏动状况。

3.对骨折的认知程度及心理承受能力。

4.自理能力。

【护理】

1.术前护理

（1）定时观察患者血压、脉搏、呼吸及患肢足背动脉搏动、趾端活动及皮肤的颜色及温度的变化。

（2）手法复位夹板固定的患者，如肢体伴有持续性的疼痛，并进行性加重，立即通知医生。

（3）疼痛明显者及时给予镇痛药物，必要时给予冷敷。

（4）遵医嘱及病情进行髌骨的被动活动及跖趾关节和趾间关节的活动。

（5）需切开整复内固定的患者，遵医嘱及手术要求做好常规准备。

2.术后护理

（1）定时监测患者血压、脉搏、呼吸的变化，并进行记录。

（2）观察患肢伤口渗血、渗液情况，保持外层敷料清洁、干燥。

（3）抬高患肢，减轻患肢肿胀。

（4）遵医嘱协助患者进行髌骨的被动活动及跖趾关节的活动。

【健康指导】

1.继续进行患肢髌骨及关节的功能锻炼。

2.卧床时抬高患肢，活动时正确使用辅助设备并注意安全。

3.注意营养的摄入，合理搭配饮食，促进骨折的愈合。

第四节　脊椎骨折与脊髓损伤患者护理

一、脊椎骨折患者护理

【评估】

1.受伤时间、原因、部位及体位，搬运和运送的方式及有无并发症。

2.病情评估：

（1）生命体征。

（2）脊椎受伤的部位及程度。

（3）疼痛的程度。

（4）四肢感觉及运动状况。

3.对脊椎损伤的认知程度及心理承受能力。

4.自理能力。

【护理】

1.术前护理

（1）患者卧硬板床，取仰卧位或侧卧位。

（2）合并颅脑、胸、腹腔脏器损伤的患者，定时监测血压、脉搏、呼吸及神志的变化，并做好抢救准备。

（3）胸、腰部骨折或脱位的患者，在保守治疗期间，骨折部位加枕垫，观察下肢疼痛、感觉和运动障碍等情况，发现异常及时通知医生。

（4）颈椎骨折或脱位的患者，轻者进行牵引复位，有明显压缩移位时，持续颅骨牵引复位。颈椎骨折伴有神经损伤时，定时进行动脉血气分析、血氧饱和度测定，观察四肢肿胀、麻木、发冷、疼痛、感觉及运动障碍等，发现异常及时通知医生。

（5）根据损伤部位的不同，采取不同的护理措施，预防压疮、肺部及泌尿系统感染的发生。

（6）遵医嘱指导患者进行功能锻炼。

（7）协助医生为患者选择合适的颈托、腰围等支具。胸椎及胸腰段骨折的患者可使用特制的背心，并教会患者佩戴的方法及预防可能出现的合并症。

（8）不能保守治疗的患者，遵医嘱及手术要求，做好术前常规准备。

2．术后护理

（1）按全身或椎管内麻醉患者护理要点。

（2）定时监测患者血压、脉搏、呼吸的变化，听取患者主诉，如出现心悸、心前区疼痛等异常情况，及时通知医生。

（3）颈椎患者术后6h取平卧位，颈部垫颈椎枕，头两侧放置沙袋以保持头部制动位。帮助患者选择最佳的睡眠姿势，并教会患者起卧及自我保护的方法。

（4）观察四肢的感觉及运动情况，并与术前进行比较。

（5）对使用止痛泵的患者定时评估疼痛状况，必要时遵医嘱追加镇痛药物。

（6）观察伤口引流液的颜色、量及性状，当有脑脊液引出时，及时通知医生。

（7）协助患者定时进行轴线翻身，并做好骨突起处皮肤的护理。

（8）指导患者正确使用支具，如使用腰围、特制背心的患者，卧床时不能使用，当坐起或站立时，再协助患者佩戴。

（9）指导并协助患者在床上进行功能锻炼，预防下肢血栓的形成。遵医嘱鼓励患者下床活动。

【健康指导】

1．继续佩戴颈托或腰围及背心等支具的重要意义、时间长短，应遵医嘱而定。

2．颈椎术后的患者，应有自我保护意识，尤其在行走过程中注意躲避其他人的碰撞。

3．佩戴腰围、背心时应保持清凉、干燥，以免因出汗过多内部浸湿而造成皮肤的溃烂。

4．继续进行功能锻炼，并应遵循循序渐进的原则。

5．注意营养的摄入，合理搭配饮食，促进骨折的愈合。

二、脊髓损伤患者护理

【评估】

1．受伤时间、原因、部位及体位，搬运和运送的方式及有无并发症。

2．病情评估：

（1）生命体征。

（2）脊髓损伤的程度及有无合并症。

（3）疼痛程度。

（4）四肢感觉及运动状况。

3.对脊髓损伤的认知程度及心理承受能力。

4.自理能力。

【护理】

1.术前护理

（1）搬动患者时应轻稳协调，平抬平放，避免扭曲或转动。采用无弹性担架，防止过曲或过伸。

（2）患者卧硬板床，取仰卧位或侧卧位，头颈、躯干应保持一致。

（3）定时监测血压、脉搏、呼吸及神志的变化，并做好抢救的准备。

（4）保持呼吸道通畅，遵医嘱给予氧气吸入，必要时协助医生行气管插管或气管切开。

（5）开放静脉通道，维持有效血液循环。

（6）观察患者有无心血管、肺栓塞、消化道出血等并发症，发现异常及时通知医生。

（7）脊髓休克期的患者，留置尿管，保持引流通畅，预防尿路感染的发生。截瘫患者，早期持续引流尿液，3周后为了预防泌尿系统感染及膀胱萎缩的发生，每4~6h开放引流尿液1次，同时鼓励患者多饮水。

（8）观察早期瘫痪患者肢体的位置，避免屈曲性痉挛的发生。

（9）指导患者深呼吸，进行有效咳嗽、咳痰，定时给予雾化吸入、肺部叩击，促进痰液的排出，预防肺部感染的发生。

（10）定时改变体位，做好骨突部位皮肤的护理，预防压疮的发生。

（11）用颈托、沙袋、腰围等支具做好损伤部位的有效制动。

（12）遵医嘱应用抗生素、甘露醇等药物对患者进行治疗。

（13）高热的患者遵医嘱给予降温处理，低体温时给予物理复温。

（14）指导患者多食粗纤维食物，防止大便干燥，必要时给予缓泻药物。

（15）遵医嘱及手术要求，做好术前常规准备。

2.术后护理

同脊柱损伤患者术后护理要点。

三、创伤性高位截瘫患者护理

【评估】

1.受伤时间、原因、部位及体位，急救情况，搬运和运送的方式。

2.病情评估：

（1）生命体征。

（2）对痛、温、触及位置感觉的丧失平面及程度。

（3）手指、足趾及各关节的运动、感觉情况。

（4）有无肠鸣音降低、腹胀及大便失禁等。

（5）肛门括约肌能否自主收缩，有无尿潴留或溢出性尿失禁等情况。

3.对功能失调的认知程度及心理承受能力。

4.自理能力。

【护理】

1.术前护理

（1）预防肺部并发症，指导患者深呼吸、有效咳嗽咳痰，定时进行雾化吸入及胸部叩击，促进肺部膨胀及痰液的排出。必要时行机械吸引，保持气道通畅，减少呼吸道梗阻和肺部感染的发生。

（2）观察肢体运动、感觉的变化，保持关节于功能位，防止关节屈曲、过伸和过展，定时协助患者进行被动活动及按摩，鼓励患者进行自主运动。

（3）观察患者是否对周围环境的温度丧失调节能力，如发现高热或低温，可实施物理降温或升温。

（4）留置尿管期间做好引流管的护理，定时开放尿管，进行膀胱功能的训练。

（5）做好骨突部位皮肤的护理，预防压疮的发生。

（6）观察患者有无心、脑血管并发症，发现异常及时通知医生。

（7）鼓励患者多食高蛋白、粗纤维的食物，多饮水，防止大便干燥。必要时可服泻药或使用润滑剂促进排便。

（8）根据患者异常心理变化，及时给予疏导。

（9）需手术的患者，遵医嘱及手术要求做好术前常规准备。

2.术后护理

同脊柱损伤术后护理要点。

【健康指导】

1.向患者和家属讲解医学知识，介绍有关的治疗、护理、康复的方法和意义。

2.继续进行功能训练，使残存功能得到最大限度地发挥，不断增强日常生活自理能力，预防合并症的发生。

（1）观察造口血运状况，如肠黏膜水肿、颜色变暗、发紫、发黑，造口出血、感染，造口回缩、狭窄等及时通知医生。

（2）术后禁食，遵医嘱静脉补液，待结肠造口开放后可进流质饮食，以后可进高蛋白、高热量、高维生素、易消化的少渣饮食。避免食产气性的食物及易引起便秘或腹泻的食物。进食规律，养成定时排便的习惯。

（3）保持造口周围皮肤清洁，每天更换清洁造口袋时，用温水或生理盐水棉球或软毛巾清洁造口周围皮肤，擦干后涂氧化锌软膏或防漏软膏保护皮肤，防止皮肤糜烂或皮炎。

（4）教会患者自己更换造口袋的方法。

3.合理搭配饮食，保持大便通畅，促进康复。

第五节　手外伤患者护理

【评估】

1.受伤的过程及有无其他并发症。

2.病情评估：

（1）生命体征。

（2）是否存在肌腱、血管、神经的损伤及损伤程度。

（3）手部关节活动状况。

（4）疼痛状况。

3.对手部损伤的认知程度及心理承受能力。

4.自理能力。

【护理】

1.术前护理

（1）急诊患者应进行破伤风抗毒素、普鲁卡因、相关抗生素的过敏试验，术前肌内注射破伤风抗毒素。

（2）观察患者血压、脉搏、呼吸的变化。

（3）对出血较多的患者，遵医嘱输液扩容，测定血型，必要时及时补充血容量。

（4）遵医嘱及手术要求，做好术前常规准备。

2.术后护理

（1）按全身麻醉患者护理要点。

（2）定时监测患者血压、脉搏的变化，平稳后协助其半卧位。

（3）观察手部血液循环状况，如指端皮肤的颜色、温度、弹性等，定时监测桡动脉的搏动。

（4）抬高患肢，利于静脉回流，减轻肿胀，如发现皮肤苍白或发绀、皮温降低时及时通知医生。

（5）保持有效固定，伤手一般保持在功能位，即腕关节背伸30°，掌指关节屈曲45°，指关节稍屈和拇指对掌位。

（6）腹部皮瓣的患者除腹带固定外，还应用软枕垫起患肢，避免侧卧位。

（7）观察体温变化，倾听患者主诉，判断有无感染的征象。

（8）鼓励患者进营养丰富、易消化的饮食。

（9）指导患者进行手部关节的功能锻炼。

【健康指导】

1.继续进行手部的功能锻炼，应遵循循序渐进的原则。肌腱吻合术术后患者以主动锻炼为主，被动锻炼应在理疗师辅助下进行。

2.神经损伤、皮瓣及植皮术术后患者应注意预防冻、烫伤或皮肤擦伤。

3.减少对家属的依赖，尽可能从事日常家务及轻体力劳动。

第六节　骨与关节感染患者护理

一、化脓性骨髓炎患者护理

【评估】

1.化脓性骨髓炎的感染途径。

2.病情评估：

（1）生命体征。

（2）体温、神志，判断是否存在感染中毒症状。

（3）患肢疼痛程度、皮肤的温度、有无局限性压痛及局部肿胀情况。

（4）患肢活动状况。

（5）白细胞计数。

（6）营养状况。

3.对化脓性骨髓炎的认知程度及心理承受能力。

4.自理能力。

【护理】

1.非手术护理

（1）遵医嘱联合抗生素治疗，注意观察用药反应及疗效。

（2）观察体温的变化，体温高时及时给予物理降温，出汗多时观察血压、脉搏的变化。

（3）遵医嘱静脉补充液体，维持水、电解质和酸碱平衡，补充营养，必要时少量多次输新鲜血液。

（4）了解患肢骨骼破坏状况，患者可持续牵引或石膏托固定，局部制动，以利于患肢的休息，防止畸形；骨骼破坏较严重的患者，搬动患肢时应注意防止病理性骨折的发生。

（5）鼓励患者进高蛋白、高维生素、易消化的饮食。

2.术后护理

（1）定时监测血压、脉搏、呼吸的变化。

（2）遵医嘱给予镇痛药物。

（3）遵医嘱联合应用抗生素治疗，注意观察用药反应及疗效。

（4）观察体温的变化，体温高时及时给予降温处理。

（5）遵医嘱对伤口进行抗生素滴注冲洗，保持均匀的滴速，观察引流液的颜色及量。发现滴注管不通、引流不畅等，及时给予处理。

（6）炎症控制后遵医嘱进行功能锻炼，预防肌肉萎缩，促进血液循环。

（7）鼓励患者进高蛋白、高维生素、易消化的饮食。

【健康指导】

1.骨髓炎患者因患肢血运增加可致患肢过长，骺板受炎症破坏可致肢体短缩，炎症早期疼痛造成屈曲或发生各种畸形，也可发生慢性骨髓炎。告知患者及家属做好长期治疗的心理准备。

2.遵医嘱继续应用抗生素进行治疗。

3.注意观察全身症状及体温的变化，出现异常时及时就诊。

4.继续进行患肢功能锻炼，防止肌肉萎缩。患肢遵医嘱负重，防止病理性骨折的发生。

5.注意营养的摄入及休息，预防感冒，适量活动，不断增强机体抗病的能力。

二、化脓性关节炎患者护理

【评估】

1.化脓性关节炎感染的原因。

2.病情评估：

（1）生命体征。

（2）体温、神志，判断有无感染中毒症状。

（3）关节局部红、肿、热、痛，髌上囊隆起及活动情况。

（4）营养状况。

（5）白细胞计数。

3.对化脓性关节炎的认知程度及心理承受能力。

4.自理能力。

【护理】

1.非手术护理

（1）早期卧床休息，用石膏、夹板或牵引限制患肢的活动，以减轻疼痛。

（2）遵医嘱静脉输入抗生素治疗，注意观察药物不良反应及疗效。

（3）配合医生进行关节腔内抗生素的注射或关节腔灌洗，注意引流的通畅及防止逆行感染的发生。

（4）观察患者全身症状及局部的表现，高热期遵医嘱补液，维持水、电解质和酸碱平衡，高热时及时给予物理降温。

（5）鼓励患者进高蛋白、高维生素、易消化的饮食。

（6）遵医嘱指导患者进行患肢股四头肌的等张收缩运动，防止肌肉萎缩和关节粘连。急性炎症消退后，指导患者进行关节自主及轻度的被动活动。

（7）需行关节切开引流的患者，遵医嘱及手术要求做好术前准备。

2.术后护理

（1）按椎管内麻醉患者护理要点。

（2）定时监测血压、脉搏呼吸的变化。

（3）遵医嘱给予镇痛及抗生素等药物。

（4）观察关节腔引流液的量、颜色及性状的变化。

（5）保持伤口敷料的清洁、干燥。

（6）遵医嘱指导患者进行患肢功能锻炼。

【健康指导】

1.遵医嘱继续应用抗生素进行治疗。

2.继续进行关节的自主运动，以防关节粘连，尽快恢复关节的功能。

3.关节无明显破坏者，体温平稳2周后即可逐步进行关节伸屈功能的练习，同时理疗。

4.注意营养的摄入，合理搭配饮食，促进机体的康复。

第十八章 泌尿外科疾病患者护理

第一节 前列腺增生手术患者护理

【评估】

1.病情评估：

（1）生命体征。

（2）排尿困难及尿频情况，评估前列腺增生程度。

（3）尿潴留发生的频率及肾脏功能受损的程度。

（4）心、肺及肝功能状况。

（5）既往排尿困难进行治疗的经过及效果。

（6）有无合并泌尿系统感染或结石。

（7）2周内是否服用抗凝药物，如华法林、阿司匹林等。

2.对前列腺增生的认知程度及心理承受能力。

3.自理能力。

【护理要点】

1.术前护理

（1）协助患者进行心、肝、肾功能的检查，并在生活上给予必要的帮助。

（2）定时询问患者排尿情况，若出现排尿困难或急性尿潴留，遵医嘱给予导尿或留置尿管引流尿液，必要时配合医生行耻骨上膀胱造瘘，引流尿液，并做好尿管或膀胱造瘘的护理。

（3）留置尿管或带有膀胱造瘘管的患者，鼓励其多饮水，保持引流通畅。

（4）若患者出现寒战、发热等症状，及时通知医生，遵医嘱给予抗生素治疗。

（5）嘱患者多食粗纤维、易消化的饮食，忌饮酒及辛辣食物，以防便秘。

（6）遵医嘱及手术要求做好术前准备。

2.术后护理

（1）按椎管内麻醉患者护理要点。

（2）定时监测意识状态、血压、脉搏、呼吸的变化。因患者多为高龄老年人，常合并心血管疾病，麻醉、手术的刺激，易引起血压下降或诱发心肺并发症，发现异常立即通知医生。

（3）经尿道前列腺电切术后，及时连接尿管及冲洗管，观察气囊导尿管固定及通畅情况。患者取平卧位，气囊导尿管牵拉并固定在患者一侧大腿内侧，压迫前列腺窝起到止血的作用，嘱其肢体伸直勿屈曲，直至解除牵引为止。观察膀胱冲洗引流液的颜色、量，根据引流液颜色变化及时调节冲洗速度，防止血凝块堵塞引流管。

（4）准确记录单位时间尿量，判断有无血容量不足或肾功能障碍。

（5）遵医嘱静脉补充液体及抗生素，根据病情及时调整输液速度，以免发生心力衰竭或肺水肿。

（6）注意倾听患者的主诉，观察有无腹胀等不适感，判断有无冲洗液外渗征象。

（7）定时测量患者的体温，若体温明显升高，立即通知医生，判断有无菌血症的发生。

（8）膀胱痉挛的患者遵医嘱给予解痉镇痛药物。

（9）拔除尿管或造瘘管后观察患者排尿情况。

（10）教会并指导尿失禁患者进行肛提肌训练。

（11）做好尿失禁或拔管后暂时排尿困难患者的生活及心理护理。

（12）指导患者多饮水，多食粗纤维、易消化的食物，忌饮酒及辛辣食物，防止便秘。

（13）术后5d内禁止灌肠或肛管排气。

【健康指导】

1.多饮水，进食粗纤维、易消化的食物，忌食辛辣食物，防止便秘。

2.术后3个月内避免剧烈活动，禁止骑车，以防出血。

3.出院时仍留置尿管者，教会患者或家属正确护理尿管的方法。

4.尿失禁患者出院后继续进行肛提肌的训练。

5.若有排尿异常等情况时，应及时就诊。

6.遵医嘱定期复查。

第二节 肾结核手术患者护理

【评估】

1.病情评估：

（1）生命体征。

（2）尿频、尿痛程度及排尿次数。

（3）尿液的性质、颜色及每次排尿量。

（4）腰部是否疼痛及有无肿块。

（5）有无发热、盗汗、乏力、贫血等结核症状。

（6）有无消瘦、食欲减退等临床表现。

（7）抗结核药物治疗效果及有无不良反应。

（8）实验室、膀胱镜、影像学等检查结果。

2.对肾结核的认知程度及心理承受能力。

3.自理能力。

【护理】

1.术前护理

（1）指导患者留取尿标本。

（2）入院后进行抗结核药物治疗的患者，做好血尿、脓尿治疗效果的观察。

（3）患者夜间排尿次数多影响休息时，遵医嘱留置尿管引流尿液。

（4）指导患者进食高蛋白、高热量、高维生素、易消化的饮食。

（5）遵医嘱给予抗结核药物治疗。

（6）遵医嘱及手术要求做好术前准备。

2.术后护理

（1）按椎管内麻醉患者护理要点，血压平稳后协助患者取半卧位。

（2）定时监测患者血压、脉搏、呼吸及体温的变化。

（3）肾切除术后患者，观察伤口引流管的引流量，保持引流通畅。若每小时超过100mL，提示有出血的可能。肾病灶清除或肾部分切除的患者，术后初期可有轻度血尿，若出现大量血尿，应立即通知医生。

（4）观察患者健侧肾功能情况，遵医嘱准确记录24h尿量。如术后6h未排尿或24h尿量较少时，健侧肾功能可能有障碍，应立即通知医生。

（5）观察伤口渗出情况，保持伤口敷料清洁、干燥。

（6）胃肠功能恢复后，鼓励患者进食高蛋白、高维生素、易消化的饮食。

（7）观察抗结核药物的治疗效果及不良反应。

（8）鼓励患者早期下床活动，减少合并症。

【健康指导】

1.讲解术后坚持抗结核药物治疗的意义及抗结核药物的毒副反应的观察方法。

2.定期进行肝、肾功能检查。

3.定期进行尿常规和尿结核分枝杆菌的检查。

4.观察并记录每次排尿间隔时间及尿量，以了解肾功能恢复情况。

5.慎用对肾功能有损害的药物。

6.合理搭配饮食，增加营养，提高机体抵抗力。

7.根据患者体力恢复情况，适当增加户外活动量。

第三节 泌尿系结石患者护理

【评估】

1.病情评估：

（1）生命体征。

（2）疼痛的部位及性质。

（3）血尿出现的时间及血尿量。

（4）有无尿频、尿痛、尿急等膀胱刺激症状。

（5）有无发热、畏寒及结石引起的尿路梗阻症状。

（6）实验室、影像学、B超、CT、输尿管肾镜及疑有甲状旁腺功能亢进时骨骼X线摄影结果。

2.对泌尿系结石的认知程度及心理承受能力。

3.自理能力。

【护理】

1.非手术治疗与护理

（1）对药物排石治疗的患者，嘱其将每次尿液排在指定的容器内，用纱布过滤，了解结石排出情况，并送检进行结石成分分析。

（2）根据结石成分分析结果，调整饮食结构。

（3）结石合并感染者，根据细菌培养及药物敏感试验结果，遵医嘱应用抗生素，控制感染，注意观察患者排尿次数及疗效。

（4）肾绞痛患者应遵医嘱输液并给予解痉镇痛药物，以缓解疼痛。

（5）遵医嘱测量尿液pH，对尿酸和胱氨酸结石的患者给予口服枸橼酸钾合剂，以碱化尿液。若需要酸化尿液，遵医嘱口服氯化铵。

（6）在不增加患者心肺负荷及体力能承受的情况下，可适当进行跳跃等活动，促进结石的排出。

2.体外冲击波碎石术（ESWL）与护理

（1）向患者讲解碎石的原理，讲明定位的重要性，告知患者在治疗过程中不得随意移动体位。治疗中有较大的响声及治疗后出现血尿属正常现象，以减少紧张心理，取得配合。

（2）为避免腹部胀气，术前3d禁食易产气的食物，手术日早晨禁食、禁水。

（3）术后取平卧位，定时监测血压、脉搏的变化，发现异常及时通知医生。

（4）患者术后若出现头晕、恶心、呕吐等药物反应，嘱其卧床休息、禁食，遵医嘱静脉补充营养与水分；无药物反应者可正常进食。

（5）观察并记录初次排尿时间、每次间隔时间，以了解有无尿路梗阻及急性尿潴留征象。

（6）观察尿液的颜色、性质及量。术后多有血尿，记录血尿开始时间及终止时间，发现异常及时通知医生。

（7）鼓励患者每天饮水3000mL以上，嘱患者经常更换体位，增加输尿管的蠕动，促进碎石的排出。

（8）嘱患者每次排出的尿液用纱布过滤，观察结石排出量，及时收集并送检，进行结石成分分析。

（9）碎石术后肾绞痛的患者，遵医嘱给予解痉镇痛药物。

（10）碎石术后出现大量血尿应及时通知医生，遵医嘱给予止血药物，并观察排尿情况。

（11）巨大结石碎石术后，有可能梗阻尿路，严重者可引起肾功能的改变，嘱患者卧床休息48h，鼓励其多饮水、更换体位，促进结石的排出。

3.手术治疗与护理

（1）指导患者正确留取尿标本，对自理能力较差者给予协助。

（2）肾、肾盂、输尿管切开取石合并有一侧肾功能不全的患者，应了解健侧肾功能情况，遵医嘱记录24h尿量。

（3）结石合并感染患者，遵医嘱给予抗生素治疗。

（4）输尿管切开取石患者，术前常规进行X线片定位，送手术室时应保持定位时的体位。

（5）遵医嘱及手术要求做好术前准备。

4.术后护理

（1）按椎管内麻醉患者护理要点，定时监测血压、脉搏及呼吸的变化。

（2）术后48h后取半卧位，观察引流是否通畅及有无漏尿现象。肾实质切开取石者，绝对卧床2周，以减轻肾脏的损伤，防止再出血。输尿管切开取石术后，第1次排尿为血性，提示输尿管通畅。耻骨上膀胱切开取石术后患者，卧床休息3d。

（3）内镜取石术术后患者，观察有无腹痛及尿中结石排出情况。

（4）遵医嘱给予镇痛、预防感染的药物。

（5）鼓励患者多饮水，起到尿路系统自动冲洗的作用。

（6）保持引流管通畅，肾造瘘者不宜进行冲洗，以免引起感染，必须冲洗时，应严格无菌操作并在医生指导下进行。

（7）保持造瘘口局部清洁、干燥，尿液浸湿敷料应及时更换。

（8）肠蠕动恢复后，可进普通饮食。嘱患者每天饮水2500～3000mL并遵医嘱给予调整尿液酸碱度的药物，以防止结石复发。

（9）术后进行结石成分的测定。

【健康指导】

1.向患者讲解尿石症的病因、症状及预防知识，告知其从生活细节中注意，防止结石复发。

2.养成饮水的习惯，每天饮水2000mL以上。

3.根据结石成分分析的结果，遵医嘱调整食物种类，减少或预防结石复发。

4.ESWL术后患者，半个月后复查腹平片，以观察碎石排出情况，必要时需重复碎石。

第四节　肾癌手术患者护理

【评估】

1.病情评估：

（1）生命体征。

（2）有无低热、血沉加快、高血压、贫血、消瘦、虚弱等症状。

（3）血尿特点、颜色及量。

（4）腰部疼痛的性质及程度。

（5）有无精索静脉曲张的表现。

2.对肾癌的认知程度及心理承受能力。

3.自理能力。

【护理】

1.术前护理

（1）自理能力较差的患者，协助其完成术前常规检查，并在生活上给予必要的帮助。

（2）观察患者排尿情况，注意尿液颜色、性质及量的变化。

（3）教会患者进行深呼吸及有效咳嗽、咳痰的方法。

（4）鼓励患者进高蛋白、高热量、高维生素、易消化的饮食。

（5）遵医嘱及手术要求做好术前准备。

2.术后护理

（1）按椎管内麻醉患者护理要点，血压稳定后可半卧位。

（2）定时监测血压、心率、脉搏及呼吸的变化，若出现憋气等症状，立即通知医生。

（3）巨大肾肿瘤切除术后，腹膜后可能有广泛渗血。左侧肾癌切除时有可能合并脾损伤，术后可能因内出血而导致休克的发生，密切观察患者有无休克征象，发现异常立即通知医生。

（4）术后24 h定时监测尿量及肾功能状况，及时判断有无肾衰竭先兆，遵医嘱准确记录24 h尿量。

（5）遵医嘱静脉输液及输血。

（6）遵医嘱给予镇痛药物。

（7）观察患者伤口渗出情况，保持敷料的清洁、干燥。

（8）遵医嘱给予抗生素治疗，预防感染的发生。

（9）鼓励患者深呼吸及有效咳嗽、咳痰，必要时遵医嘱给予雾化吸入，预防肺部并发症的发生。

（10）胃肠功能恢复后，鼓励患者进高蛋白、高维生素、易消化的饮食。

（11）向患者讲解放疗、化疗或免疫治疗的意义及配合要点，使其建立治疗信心。

【健康指导】

1.遵医嘱继续进行放疗、化疗或免疫治疗，在治疗过程中保持乐观情绪。

2.遵医嘱用药，慎用对肾功能有损害的药物。

3.合理搭配饮食，保证营养的摄入，促进机体康复。

第五节 膀胱肿瘤手术患者护理

【评估】

1.病情评估：

（1）生命体征。

（2）血尿的性质及程度。

（3）有无尿频、尿急、尿痛等膀胱刺激症状。

（4）有无下腹部肿块、贫血、水肿、消瘦、发热等。

（5）有无下腹部及会阴部疼痛等。

（6）肺、肾功能状况。

2.对膀胱肿瘤的认知程度及心理承受能力。

3.自理能力。

【护理】

1.术前护理

（1）观察患者血尿程度，有无因大量血尿而引起急性贫血甚至休克的征象。观察尿液的颜色及性状，必要时遵医嘱给予输血，记录24h尿量。

（2）观察患者有无尿频、尿急、尿痛等膀胱刺激症状，必要时遵医嘱给予抗生素治疗以缓解症状。

（3）观察患者有无排尿困难症状，若因血块堵塞尿道内口，及时通知医生。

（4）因肿瘤本身或转移灶而引起的疼痛，遵医嘱给予镇痛药物。

（5）鼓励患者进高蛋白、高维生素、易消化的饮食。

（6）尿流改道手术患者准备

1）术前3d进少渣半流食，术前2d流质饮食，术前1d禁食，给予静脉补液。

2）术前3d开始口服肠道消炎药物。

3）术前1d口服泻药、清洁灌肠，术日晨清洁灌肠。

4）术日晨留置胃管。

2.术后护理

（1）定时监测患者血压、心率、脉搏及呼吸的变化，发现异常及时通知医生。

（2）经尿道膀胱肿瘤电切术的护理

1）观察膀胱冲洗引流液的量及颜色，根据颜色的变化，及时调节冲洗速度，保持冲洗引流通畅，防止血块堵塞。6h后鼓励患者多饮水，通过自然排尿帮助膀胱冲洗。

2）观察患者有无高热、腹痛、腹胀、膀胱痉挛等症状，遵医嘱给予对症处理。

3）术后6h即可进食，以营养丰富、粗纤维食物为宜，忌食辛辣、刺激性食物，防止便秘。

4）尿管拔除后，观察患者排尿次数及每次排尿量。

（3）膀胱部分切除术术后患者，妥善固定导尿管，保持引流通畅，若尿液血色较深，遵医嘱用生理盐水进行间断或持续冲洗。

（4）尿流改道术术后护理

1）准确连接各引流管，分别进行标记，观察并记录引流液性质及量。

2）血压平稳后协助患者取半卧位，有利于膀胱死腔渗出液的引流。

3）膀胱全切输尿管皮肤造口的患者，观察成形皮肤乳头的血运及有无回缩等，发现异常及时通知医生。

4）保持胃肠减压通畅，观察胃液的颜色及量，定时进行口腔护理，预防口腔合并症的发生。拔除胃管后观察患者有无腹胀。

5）遵医嘱静脉补充营养和水分，肠功能恢复后可进流质饮食、半流食或普食。进食期间观察患者有无腹泻、腹胀、便秘及肠梗阻症状。

6）保持造口周围皮肤的清洁、干燥，有感染征象时及时给予处理。

7）尿流改道术术后，教会患者佩戴造口袋、自行导尿及造口护理的方法。

（5）遵医嘱给予镇痛药物。

（6）遵医嘱给予抗生素治疗，预防感染的发生。

（7）观察伤口敷料渗出情况，保持敷料清洁、干燥，出血多时及时通知医生。

（8）定时协助患者翻身，指导患者进行深呼吸、有效咳嗽、咳痰，痰液黏稠时定时进行雾化吸入，预防肺部并发症的发生。

（9）鼓励患者多饮水，每天2000 mL以上。

（10）鼓励患者早期下床活动，预防下肢静脉血栓的形成。

（11）遵医嘱做好患者放疗、化疗的护理。

【健康指导】

1.告知患者尿流改道术术后造口护理的重要性，教会患者造口的护理方法。

2.进食高蛋白、高维生素、易消化的饮食，禁食辛辣食物，防止便秘。

3.膀胱肿瘤电切术后有复发的可能，遵医嘱定期进行膀胱灌注治疗。

4.应经常注意观察尿液，发现异常及时就诊。

5.遵医嘱定期进行膀胱镜等检查。

第六节　尿道下裂手术患者护理

【评估】

1.病情评估：

（1）生命体征。

（2）尿道下裂的分型情况。

（3）会阴部清洁状况以及排尿情况。

（4）既往是否进行过手术或其他治疗。

2.据患者年龄评估其对尿道下裂的认知程度及心理承受能力。

3.评估家庭支持力度。

【护理】

1.术前护理

（1）遵医嘱协助患者用1：5000高锰酸钾温开水溶液坐浴，2次/d。

（2）向患者及家属讲解术后留置尿管的重要性，以取得患者的配合。

（3）遵医嘱及手术要求做好术前准备，备皮时，注意皮肤皱褶处的清洁。

2.术后护理

（1）定时监测患者血压、脉搏、呼吸的变化。

（2）用支被架将盖被支起，防止伤口局部受压。

（3）观察阴茎有无肿胀和发绀，若伤口敷料包扎过紧应及时给予调整，以防局部皮肤坏死。

（4）遵医嘱给予镇痛药物。

（5）做好引流管的护理，观察引流量及颜色的变化。

（6）观察尿道口分泌物的颜色和性状，做好尿道口护理，预防泌尿系统感染。

（7）遵医嘱给予抗生素治疗，预防感染。

（8）当患者出现膀胱痉挛症状时，指导其进行深呼吸、局部放松，必要时可配合使用解痉镇痛药物。

（9）遵医嘱给患者口服己烯雌酚，防止因阴茎勃起而导致的继发出血或疼痛。

（10）会阴部尿道下裂术后患者常规进流食3d，避免过早排便污染伤口。

（11）鼓励患者多饮水，多食粗纤维食物，预防便秘，如排便困难，可适当给予缓泻剂。

【健康指导】

1.经常观察排尿通畅情况，如出现异常及时就诊。

2.少食刺激性食物，多食粗纤维食物及多饮水，保持大便通畅。排便困难时，不要过于用力，可服缓泻药物促进大便的排出。

3.术后1~2个月限制剧烈活动。

第十九章 妇科疾病护理

第一节 卵巢恶性肿瘤患者护理

【评估】

1.病情评估：

（1）生命体征。

（2）腹痛程度。

（3）有无气急、心悸、尿频、便秘等肿瘤压迫症状。

（4）腹水程度。

（5）有无贫血及低蛋白血症等。

（6）营养状况。

2.对卵巢恶性肿瘤的认知程度及心理承受能力。

3.自理能力。

【护理要点】

1.术前护理

（1）协助患者完成各项诊断性检查。

（2）腹胀者遵医嘱给予对症处理。

（3）肿瘤较大的患者，观察是否存在尿频、便秘、气急、心悸等症状，发现异常及时给予对症处理，必要时通知医生。

（4）有腹水的患者，每天测量腹围，休息时嘱其半卧位，利于呼吸。必要时协助医生进行放腹水的治疗，放腹水时速度宜缓慢，每次放腹水应＜3000mL，并观察血压、心率、脉搏及呼吸的变化。放腹水后用腹带包扎腹部。

（5）遵医嘱补液或输新鲜血液，纠正贫血、低蛋白血症，为手术做好准备。

（6）因肿瘤组织浸润引起疼痛时，遵医嘱给予镇痛药物。

（7）对于贫血、消瘦、食欲减退的患者，鼓励其进食高蛋白、高热量、高维生素、易消化的饮食，少量多餐。

（8）术前阴道准备　术前1d用0.2%碘伏行阴道灌洗，并遵医嘱于阴道穹隆处使用甲硝唑药物。术晨阴道冲洗后，用碘酒、乙醇（或0.5%碘伏）消毒阴道，再用龙胆紫涂宫颈及穹隆（起标记作用，也可不涂）。

（9）术前肠道准备　具体情况根据手术范围和种类遵医嘱执行。一般手术前1d灌肠或口服缓泻药物，术前8h禁食、4h禁水，术日晨禁食。若手术可能涉及肠道时，术前3d进无渣半流饮食，遵医嘱给予肠道抑菌药物。术前1d上午遵医嘱口服甘露醇粉导泻，年老体弱及糖尿病者，宜服用番泻叶茶饮，术前1d晚及次日术晨进行清洁灌肠，并禁食、禁水。

2. 术后护理

（1）定时监测血压、心率、脉搏、呼吸及血氧饱和度的变化，发现异常及时通知医生。

（2）术后第1d可半卧位，腹腔镜手术术后6h给予半卧位。观察伤口渗血、渗液情况，保持敷料清洁干燥。

（3）妥善固定尿管，保持引流通畅，观察尿液颜色、量及性质，并进行记录。留置尿管期间鼓励患者多饮水，保持足够的尿量。

（4）由于手术范围大，疼痛时遵医嘱给予镇痛药物或应用止痛泵定时给药（也可教会患者自己使用）。

（5）腹胀时鼓励患者床上多活动，增加肠蠕动，促进气体的排出，必要时遵医嘱给予药物或针刺足三里排气。观察是否存在低血钾、肠梗阻等症状。

（6）肿瘤晚期切除部分肠管的患者，做好胃肠减压的护理，肠功能恢复后可拔除胃管。胃肠减压期间，遵医嘱补液，保持水、电解质及酸碱平衡。

（7）一般患者术后第1d可进少量流质饮食，第2d进半流食，排气后可进普食。肠管部分切除的患者，胃管拔除后，可先饮水，进少量流质饮食、半流食直至普食，鼓励患者进食高蛋白、高热量、高维生素、易消化的饮食。

（8）化疗期间遵医嘱给药，并做好药物不良反应、疗效的观察。应用紫杉醇治疗时，观察患者用药过程中有无变态反应，每15～30min监测血压、心率1次，以后逐步改为

1～2 h 1次，按药物剂量控制输液速度，防止药液外渗。

（9）鼓励患者尽早下床活动，以预防静脉血栓。

【健康指导】

1.患者化疗期间免疫力低，易发生感染，尽量不出入公共场所。

2.进食高蛋白、高热量、富含维生素的饮食，多吃水果、蔬菜。

3.术后2个月避免提重物及长时间蹲坐。

4.适当进行体育锻炼，不断增强机体抗病能力。

5.注意个人卫生，勤换内裤，洗淋浴，禁坐浴，以免引起阴道伤口残端的感染。

6.术后3个月以后，遵医嘱恢复性生活。

7.卵巢癌易复发，遵医嘱按时服药。

第二节　子宫肌瘤患者护理

【评估】

1.病情评估：

（1）生命体征。

（2）月经史、生育史，是否有不孕或自然流产史。

（3）是否长期使用雌激素。

（4）发病后月经变化情况。

（5）有无贫血症状。

（6）既往接受治疗的经过、疗效及用药后机体的反应。

（7）有无因子宫肌瘤压迫而引起的不适等症状。

（8）营养状况。

2.对子宫肌瘤的认知程度及心理承受能力。

3.自理能力。

【护理】

1.术前护理

（1）出血多的患者，定时监测血压、心率、脉搏及呼吸的变化，及时给予必要的协助。

（2）观察阴道出血的颜色、性质，收集会阴垫，评估出血量并进行记录。

（3）遵医嘱给予止血及宫缩药物。

（4）贫血者遵医嘱给予输血、补液。

（5）巨大肌瘤因对局部组织的压迫，可导致尿、便不畅，必要时遵医嘱留置尿管引流尿液，服缓泻药物软化粪便。

（6）鼓励患者进食高蛋白、高维生素及含铁高的食物。

（7）遵医嘱及手术要求做好术前准备。

2.术后护理（子宫全切患者护理要点）

（1）定时监测血压、心率、脉搏及呼吸的变化，直至平稳。

（2）定时观察阴道出血量及颜色，发现异常立即通知医生。

（3）保持引流管通畅，定时观察引流液的量、颜色及性状。

（4）留置尿管48h，观察尿液颜色，及早发现异常，会阴擦洗2次/d。

（5）鼓励患者尽早下床活动，预防腹胀。

【健康指导】

1.出院后继续药物治疗，注意观察药物不良反应，发现异常及时就诊。

2.进食高蛋白、高热量、高维生素、富含铁的食物，纠正贫血。

3.适当增加活动量，不断提高机体抗病能力。

4.遵医嘱恢复性生活。

第三节　子宫内膜癌患者护理

【评估】

1.病情评估：

（1）生命体征。

（2）是否存在不规则的阴道出血。

（3）是否存在绝经后阴道出血。

（4）阴道出血量及性质。

（5）疼痛出现的时间、部位及性质等。

（6）有无贫血、消瘦、发热等全身衰竭症状。

（7）了解有无其他合并症。

（8）营养状况。

2.对子宫内膜癌的认知程度及心理承受能力。

3.自理能力。

【护理】

1.术前护理

（1）协助患者完成术前各项检查。

（2）观察阴道出血量、性质及时间，并进行记录。

（3）如阴道排液为脓血性，有臭味，嘱患者勤换会阴垫、内裤，防止感染，必要时遵医嘱进行阴道冲洗。嘱患者取半卧位，有利于引流。

（4）晚期患者因癌灶浸润及压迫神经而出现下腹及腰骶部疼痛，观察疼痛的时间及性质，尽量为患者提供安静、舒适的环境，必要时遵医嘱给予镇痛药物。

（5）晚期患者常表现为消瘦、发热、贫血等全身衰竭症状，监测血压、脉搏、体温的变化，及时给予协助。

（6）鼓励患者进食高蛋白、高热量、高维生素、易消化的饮食。

（7）遵医嘱及手术要求做好术前准备。

2.术后护理

（1）Ⅰ期患者按子宫全切术后护理（见子宫肌瘤患者术后护理）。

（2）Ⅱ、Ⅲ期因手术范围大，护理应注意以下几点：

1）定时监测血压、心率、脉搏、血氧饱和度的变化，发现异常及时通知医生。

2）保持尿管通畅，术后保留尿管48～72h，注意观察尿色及尿量，定时进行会阴擦洗，防止泌尿系统感染。尿管拔除后观察患者排尿情况，记录尿量，当尿量小于100 mL/h，说明膀胱功能已恢复。

3）观察伤口有无红肿、渗血、渗液，保持伤口敷料清洁、干燥，合并糖尿病的患者，伤口一般愈合较差，发现异常及时通知医生。

4）术后6～7d，阴道残端羊肠线吸收或因感染而致残端出血，观察并记录出血情况，嘱患者减少活动。

5）化疗期间观察患者有无恶心、呕吐、腹泻、便秘等症状。阿霉素治疗时观察患者有无心脏不适、尿量及尿色的变化，发现异常立即通知医生。静脉给药过程中，定时检查回血，防止因药液外渗而造成局部皮肤坏死。

6）卧床期间鼓励患者进行肢体活动，指导患者尽量早期下床活动，减少并发症的发生。

【健康指导】

1.遵医嘱坚持服用孕激素、雌激素治疗，服药后可能会出现潮热、烦躁等类似更年期症状。

2.合理搭配饮食，进食高蛋白、高热量、高维生素、低脂肪的饮食，多吃水果、蔬菜，禁食辛辣、刺激性食物。

3.适当进行体育锻炼，如散步、打太极拳等，避免久蹲及剧烈运动。术后3个月避免提重物、久蹲等动作。

4.化疗期间免疫力较低，尽量少出入公共场所，预防感冒。

5.术后3个月复查，若阴道残端愈合良好可恢复性生活。

6.出院后如伤口渗血、渗液、阴道出血、分泌物多等应及时就诊。

7.完成治疗后，定期随诊。术后2年内，每3~6个月1次；术后3~5年，每6个月1次。

8.保持良好心态，促进康复。

第四节　葡萄胎患者护理

【评估】

1.病情评估：

（1）生命体征。

（2）葡萄胎清宫术后阴道出血的时间、出血量及性质。

（3）腹痛的时间、性质及程度。

（4）有无咳嗽、血痰及反复咯血、胸痛等肺转移症状。

（5）有无一过性跌倒、失语、失明、头痛、呕吐、偏瘫及昏迷等症状。

（6）营养状况。

2.对恶性葡萄胎及合并症的认知程度及心理承受能力。

3.自理能力。

【护理】

1.阴道出血的患者，嘱其卧床休息，减少活动量。出血量多时，定时监测血压、心率、脉搏及呼吸的变化。配合医生进行阴道填塞消毒纱条压迫止血、立即开放静脉，遵医嘱补液、输血，防止出血性休克的发生。

2.遵医嘱做好化疗期间患者的护理。

3.手术治疗者按腹部手术前后护理要点。

4.鼓励患者进食高蛋白、高热量、高维生素、易消化的饮食。

5.转移病灶的护理

（1）阴道转移

1）遵医嘱尽早开始化疗，以使结节尽快消失。

2）阴道转移无溃破者，绝对卧床休息，活动时勿用力。

3）减少增加腹压的因素，如恶心、呕吐、咳嗽等，经常保持大便通畅。

4）转移灶溃破大出血时，配合医生用消毒纱条填塞阴道压迫止血，填塞纱条必须于24~48h取出。如出血未止住，则应重新填塞。同时给予输血、补液，并遵医嘱给予抗生素。

（2）肺转移

1）卧床休息，呼吸困难者取半卧位，给予氧气吸入。

2）遵医嘱给予镇静及化疗药物。

3）大量咯血时有窒息的可能，立即通知医生，给予头低侧卧位，保持呼吸道通畅，轻击背部，排出积血。

（3）脑转移

1）定时观察患者神志、血压、脉搏、呼吸的变化，呼吸困难者及时给予氧气吸入，并进行记录。

2）保持出入量平衡，防止电解质及酸碱失衡。

3）遵医嘱给予静脉补液、止血、脱水药物等。

4）观察患者有无头痛、呕吐、失语等，并进行记录。

5）患者绝对卧床休息，加强基础护理，防止出现跌倒、咬伤、吸入性肺炎、角膜炎、压疮等。

6）昏迷、偏瘫者实施相应护理要点。

7）患者治疗主要以化疗为主，手术为辅。

【健康指导】

1.保持健康心态，建立治疗信心。

2.加强营养，合理搭配膳食，促进康复。

3.注意个人卫生，保持外阴清洁。

4.遵医嘱并根据病情，适当卧床休息与活动。

5.节制性生活，采取避孕措施。

6.如有阴道出血及时就诊。

第五节　功能失调性子宫出血患者护理

【评估】

1.病情评估：

（1）生命体征。

（2）出血时间、量及性质。

（3）有无心慌、气短、周身无力、食欲减退、轻度头晕、恶心等贫血症状。

（4）是否存在感染症状。

（5）了解以往止血治疗效果。

（6）营养状况。

2.对子宫出血的认知程度及心理承受能力。

3.自理能力。

【护理】

1.出血患者的观察及护理

（1）一般患者卧床休息，防止体力消耗，减少出血量。大出血患者绝对卧床休息，取平卧或仰卧位。

（2）定时监测血压、心率、脉搏、呼吸及意识的变化。遵医嘱给予氧气吸入、补液、输血等。

（3）观察出血情况，嘱患者保留会阴垫，准确估计及记录出血量。必要时配合医生采取止血措施，并做好手术刮宫的准备。

（4）鼓励患者进食高蛋白、高维生素及富含铁的食物，根据患者的饮食习惯，协助制订饮食计划或食谱。

2.性激素治疗患者的观察及护理

（1）向患者讲明性激素治疗的原理及注意事项，指导其正确服药。

（2）遵医嘱准时按剂量给药，治疗排卵型功能性出血时，应询问月经周期，了解黄体期长短，以便监护给药。

（3）大剂量雌激素口服治疗时，部分患者可引起恶心、呕吐、头晕、乏力等不良反应，指导其睡前服药。反应严重者同时加服维生素 B_6、甲氧氯普胺（灭吐灵）或镇静剂。长期服药者，需定期监测肝功能。

（4）使用促排卵药物治疗期间，定时监测基础体温，以了解排卵情况。

（5）应用雄激素治疗时，每月总量不超过300 mg，以免引起男性化。青春期女性应避免使用。

3.预防感染

（1）定时观察患者体温、脉搏及子宫体有无压痛，如有感染征象，及时通知医生，遵医嘱给予抗生素治疗。

（2）保持会阴清洁，勤换会阴垫及内裤，大便后外阴应及时冲洗或指导患者用1：5000高锰酸钾溶液由外阴向肛门方向清洗。

4.转移灶病情观察及护理

（1）阴道转移

1）观察阴道有无破溃出血，禁做不必要的检查（包括窥阴器检查）。

2）遵医嘱进行交叉配血及准备好各种抢救器械及药物。

3）发现转移灶溃破大出血时，立即通知医生并配合抢救，用消毒长纱条填塞阴道压迫止血。填塞的纱条必须于24～48h内取出，如出血未能止住则再用纱条重新填塞。同时监测血压、心率、脉搏、呼吸的变化。

4）遵医嘱给予输血、输液及抗生素。

5）取出纱条未见继续出血者，仍需观察阴道出血情况及血压、脉搏的变化。

6）定时监测患者体温的变化，倾听其主诉，观察有无感染及休克的征象。

（2）肺转移

1）嘱患者卧床休息，减少消耗，呼吸困难者给予半卧位，并吸氧。

2）遵医嘱给予镇静及化疗药物。

3）大量咯血时有窒息、休克甚至死亡的危险，发现先兆立即通知医生，给予头低侧卧位，并保持呼吸道通畅，轻拍背部，排出积血。

4）在抢救的同时监测血压、心率、脉搏及呼吸的变化，准确记录病情变化及出血量。

（3）脑转移

1）定时监测意识、瞳孔、血压、脉搏及呼吸的变化，并做好病情观察及记录。

2）遵医嘱给予静脉补液、止血、脱水、化疗药物等。

3）根据患者缺氧状况及时给予氧气吸入。

4）定时监测病情变化，及时采取必要的护理措施，患者突然头痛、头晕、视物模糊、呕吐、抽搐时，应置患者于平卧位，头偏向一侧，取下义齿，防止咬伤，并做好抢救的准备。

5）做好基础护理，预防患者跌倒、吸入性肺炎、角膜炎、压疮等合并症。

6）配合医生进行人绒毛膜促性腺激素（HCG）测定、腰穿、CT等项目的检查。

7）昏迷、偏瘫者按相应的护理要点实施。

（4）肝转移

1）观察肝区疼痛及内出血征象。

2）观察患者有无呕血或便血等消化道出血征象，发现出血先兆，立即通知医生，积极配合抢救。

3）定时监测患者血压、心率、脉搏及呼吸的变化，并进行记录。

4）协助患者做好B超、胸片、血HCG、CT等项检查。

5）遵医嘱给予输液、输血，止血及化疗药物等。

【健康指导】

1.合理搭配膳食，保证营养的摄入，禁食刺激性大、较硬的食物，以防出血。

2.注意个人卫生，保持外阴清洁，勤洗澡、更衣，尤其应注意口腔卫生，用软毛刷刷牙。

3.有转移症状时，应卧床休息，待病情好转后可适当活动。

4.发现阴道出血时，及时就诊。

5.节制性生活，采取避孕措施。

6.保持良好心态，促进康复。

第六节　宫颈癌患者护理

【评估】

1.询问婚育史、性生活史、遗传等诱发因素。

2.病情评估：

（1）生命体征。

（2）阴道出血特点及出血量。

（3）阴道排液量、性质及有无异味等。

（4）疼痛的部位、性质及程度。

（5）排便、排尿情况。

（6）有无消瘦、发热等晚期衰竭症状。

（7）营养状况。

3.对宫颈癌的认知程度及心理承受能力。

4.自理能力。

【护理】

1.术前护理

（1）针对患者异常心态，利用挂图、实物、宣传资料等向患者讲解宫颈癌的医学知识，介绍治疗中可能出现的不适及有效的应对措施，消除顾虑，使其建立治疗信心。

（2）观察阴道出血特点、出血量及性质，出血多时监测血压、脉搏、呼吸的变化，积极配合医生给予止血。

（3）观察阴道分泌物的性质，有无臭味，嘱患者勤换会阴垫及内裤，注意外阴清洁，每天冲洗会阴2次，便后及时冲洗外阴。

（4）晚期患者因癌灶浸润，可出现持续性腰骶部、坐骨神经痛。当盆腔病变广泛时，可造成静脉及淋巴回流受阻，观察下肢有无肿痛、尿少等症状，出现异常及时通知医生。

（5）晚期患者因出血量多、贫血、感染、发热等恶病质现象导致营养不良，鼓励患者进食高蛋白、高热量、高维生素、易消化的饮食。必要时遵医嘱补液。

（6）讲解术前注意事项，术日晨阴道准备，不涂龙胆紫，其他同卵巢癌手术。

2.术后护理

（1）按椎管内麻醉患者术后护理要点。

（2）定时监测血压、心率、脉搏及呼吸的变化，直至平稳。

（3）保持腹腔及阴道引流管通畅，观察引流液的颜色、量及性质，并做好阴道出血量的记录。

（4）观察伤口有无渗血、渗液，保持敷料的清洁、干燥。

（5）宫颈癌根治术范围较大，术后需保留尿管7~14d，做好尿色、尿量及尿液性质的观察。每天常规冲洗会阴2次。拔除尿管前3d开始做膀胱操，夹闭尿管，每2~3h放尿1次，训练膀胱功能。拔管时留取尿标本，进行尿培养。拔管后嘱患者多饮水、勤排尿，排尿困难者协助患者如厕，必要时给予诱导性排尿。

（6）卧床期间指导患者勤翻身，进行肢体活动，促进肠功能的恢复，预防并发症的发生。

（7）术后需接受放疗、化疗者，按放疗、化疗护理要点。

【健康指导】

1.保持良好心态，促进康复。

2.多饮水，勤排尿，训练膀胱功能。

3.注意个人卫生，勤换内裤，保持外阴清洁。

4.子宫残端愈合良好，经医生允许方可恢复性生活。

5.如有异常分泌物、阴道出血、伤口渗血、渗液等及时就诊。

6.随访指导　初每月1次，连续3个月后改为每3个月1次，1年后每半年1次，坚持随访5年后，改为每年1次。

第七节　子宫脱垂患者护理

【评估】

1.病情评估：

（1）生命体征。

（2）腰骶部酸痛及下坠感程度。

（3）阴道有无肿物脱出。

（4）有无尿频、尿潴留、尿失禁及泌尿系统感染等症状。

（5）阴道分泌物有无增多、感染及出血等。

（6）营养状况。

2.对子宫脱垂的认知程度及心理承受能力。

3.个性特征及自理能力。

【护理】

1.非手术患者护理

（1）向患者讲解子宫脱垂的诱因，说明积极治疗便秘、慢性咳嗽等增加腹压疾病的重要性，避免重体力劳动。

（2）指导患者加强营养，增强体质，减轻脱垂症状。

（3）指导患者进行盆底肌锻炼及缩肛运动，2~3次/d，每次5~10min，不断增强肌肉力量。

（4）指导患者正确使用子宫托。

2.手术患者护理

（1）术前护理

1）慢性咳嗽、便秘的患者，遵医嘱给予药物治疗。

2）泌尿系统感染的患者，遵医嘱给予抗生素治疗。

3）尿潴留、尿失禁的患者留置尿管引流尿液。

4）遵医嘱治疗局部糜烂或溃疡。

5）术前5d，用1∶5000的高锰酸钾溶液坐浴。

6）术前3d进无渣饮食。

7）术前3d用0.02%碘伏液冲洗阴道，冲洗前用纱布轻推子宫，使其适当回纳至阴道。

8）手术前1d清洁灌肠。

（2）术后护理

1）定时监测血压、脉搏、呼吸的变化。

2）术后平卧5d（禁止半卧位）。

3）保留尿管5d，每天会阴擦洗2次，拔除尿管前排空残余尿，训练膀胱，促进膀胱排尿功能的恢复。

4）术后6h取出阴道内填塞的纱布，并观察阴道伤口出血情况。

5）术后当天禁食，第2d开始进无渣半流食，持续5d，并遵医嘱给予鸦片酊0.5mL，3次/d，第5d以后遵医嘱给予石蜡油以软化粪便，便后及时冲洗外阴。

6）保持会阴清洁。

7）术后1周鼓励患者下床活动。

【健康指导】

1.为避免腹压增加，术后半年内禁止重体力劳动。

2.积极纠正便秘、慢性咳嗽，避免久站等致腹压增加的因素。

3.正确放置、取出子宫托。

4.遵医嘱术后3个月恢复性生活。

第八节　外阴、阴道创伤患者护理

【评估】

1.病情评估：

（1）生命体征。

（2）外阴有无局部血肿。

（3）疼痛程度，是否影响日常生活。

（4）出血量及性质。

（5）有无头晕、乏力等贫血或失血性休克的全身症状。

（6）有无感染征象。

（7）营养状况。

2.对生殖器损伤的认知程度及心理承受能力。

3.自理能力。

【护理】

1.保守治疗及护理

（1）观察患者血压、心率、脉搏及呼吸的变化，发现异常及时通知医生，并进行记录。

（2）嘱患者平卧位，避免血肿部位受压。

（3）观察血肿的大小及出血情况，遵医嘱24h内用冰袋给予冷敷，减少局部血流量。24h后给予热敷、超短波或红外线等治疗，改善局部血液循环，促进血肿的吸收。

（4）嘱患者穿柔软棉质的内裤，避免对血肿的刺激，减轻其疼痛。

2.手术护理

（1）术前护理

1）配合医生迅速给予局部止血。

2）定时监测血压、心率、脉搏、呼吸、尿量及神志的变化，发现异常及时通知医生。

3）开放静脉，遵医嘱给予静脉输液、输血，纠正休克。

4）遵医嘱给予镇痛药物。

5）术前备皮时注意保护血肿部位皮肤的完整性，以免增加患者疼痛及感染的机会。

（2）术后护理

1）按椎管内麻醉患者护理要点。

2）遵医嘱给予镇静及镇痛药物，缓解疼痛等不适感。

3）遵医嘱给予抗生素，预防感染的发生。

4）留置尿管期间，保持尿路通畅，做好外阴护理，保持局部清洁、干燥。拔除尿管后鼓励患者多饮水，减少尿液对创面的刺激。

5）注意保温，预防咳嗽。

6）鼓励患者进食高蛋白、高热量、高维生素、富含铁及粗纤维的食物，促进机体的康复和保持大便通畅。

7）鼓励患者早期下床活动，减少合并症的发生。

【健康指导】

1.合理搭配饮食，多食水果、蔬菜，适量活动，预防便秘。

2.避免重体力劳动。

3.3个月内禁止性生活。

第九节 外阴癌患者护理

【评估】

1. 了解患者的年龄（多为50~60岁）、外阴病史、性病史、高血压、糖尿病史等。

2. 病情评估：

（1）生命体征。

（2）外阴瘙痒程度、皮肤有无破损、烧灼感、溃疡等。

（3）外阴肿物的形状、大小、质地等。

（4）疼痛程度，有无血性分泌物及异味等。

（5）有无尿频、尿痛、排尿困难。

（6）营养状况。

3. 对外阴癌的认知程度及心理承受能力。

4. 自理能力。

【护理】

1. 术前护理

（1）外阴瘙痒时，嘱患者禁止抓挠，遵医嘱涂抹无刺激性的软膏，并注意观察用药后的效果。皮肤破损、溃疡、有血性分泌物者，保持外阴清洁，勤换内裤，每天擦洗会阴，大小便后进行冲洗。

（2）溃疡型癌灶，预防继发感染，定时观察体温的变化。遵医嘱应用抗生素，配制1：5000高锰酸钾溶液，指导患者坐浴，2次/d，每次20~30min。

（3）晚期患者出现疼痛时，观察疼痛的程度，必要时遵医嘱给予镇静、镇痛药物。

（4）当患者出现尿频、尿痛、排尿困难症状时，遵医嘱对症处理。

（5）合并高血压、心脏病的患者，定时观察血压、心率的变化。糖尿病患者遵医嘱定时测血糖，有条件时可教会患者自测血糖的方法，指导患者按时服药，防止因合并症而影响手术。

（6）消化道准备　术前3d进无渣饮食，遵医嘱给予肠道抗生素。术前1d晚上及术日晨清洁洗肠。

2. 术后护理

（1）按椎管内麻醉患者护理要点。

（2）外阴及腹股沟处伤口用沙袋压迫12～24h，并用丁字带固定，观察伤口有无渗血，协助患者翻身，预防压疮的发生。撤除沙袋后，鼓励患者自行翻身，促进肠功能的恢复。

（3）外阴癌根治术因手术范围大、血管神经较丰富，患者疼痛明显，术后戴有麻醉镇痛泵的患者，可从泵管给予镇痛药物。患者体力得到恢复后，可教会其自行给药，并定时观察泵管是否通畅。未戴镇痛泵者，遵医嘱给予镇痛药物。

（4）放置引流管的患者，保持引流通畅，观察引流量、颜色及性质，发现异常及时通知医生。

（5）留置尿管的患者，术后需保留尿管7～14d，保持引流通畅，观察尿量及性质，每天用0.2%碘伏擦洗外阴，预防泌尿系统感染。拔除尿管后嘱患者多饮水，并观察排尿情况。

（6）保持会阴清洁、干燥，预防感染。

（7）术后第1d进流食，第2d进无渣半流食，排气后进无渣饮食。鼓励患者进高蛋白、高维生素、低脂肪饮食，促进伤口愈合。

（8）每次排便后，随时冲洗会阴及肛门，防止伤口感染。

（9）需放疗的患者按放疗护理要点。

【健康指导】

1. 保持健康心态，促进康复。

2. 保持外阴清洁、干燥，勤换内裤、勤洗澡，大小便后及时冲洗外阴及肛门。

3. 合理搭配饮食，保证营养的摄入，多吃粗纤维食物，预防便秘。

4. 伤口出现红肿、渗液、渗血、异常分泌物等及时就诊。

第二十章　孕产妇护理

第一节　剖宫产手术护理

一、术前护理

1.按腹部手术术前护理要点。

2.术前常规交叉配血，做好输血的准备。

3.术前禁用吗啡等呼吸抑制剂，以防新生儿窒息。

4.术前常规留置导尿管，术中持续引流尿液。

二、术中护理

1.产妇取仰卧位，必要时稍倾斜手术台或侧卧位，防止产妇血压下降和胎儿窘迫。

2.术中定时监测产妇血压、心率、脉搏、呼吸及胎心的变化，配合医生顺利完成手术。

三、术后护理

1.按腹部手术术后护理要点。

2.鼓励产妇深呼吸、勤翻身，防止肺部及脏器粘连等并发症的发生。

3.观察宫缩及阴道出血情况，发现异常及时通知医生。

4.观察伤口愈合情况。

第二节　无痛分娩护理

一、分娩镇痛适应证

1.无剖宫产适应证。

2.无椎管内麻醉的禁忌证

（1）无中枢神经系统疾患，如小儿麻痹、隐性脊柱裂、严重腰椎间盘突出等。

（2）无穿刺部位（背部）皮肤感染。

（3）无凝血功能障碍（血小板＞100×10^9/L）。

（4）无低血容量休克者。

（5）过度肥胖（体重＞100 kg）慎用。

3.产妇自愿，分娩前签订镇痛协议书。

二、护理要点

1.术前护理

（1）结合产妇对分娩镇痛知识的了解程度，有针对性地给予讲解，使其建立信心。

（2）无痛分娩前护士和麻醉师共同核对产妇资料，并再次检查有无禁忌证。

（3）本着产妇自愿的原则，术前签订分娩镇痛协议书。

（4）准备好无痛分娩所需的药物、氧气、心电监护及胎心监护仪等。

（5）准备好喉镜、气管导管、牙垫、加压呼吸囊及吸痰管等。

（6）鼓励产妇进高蛋白、高维生素、易消化的饮食。

（7）麻醉前准备好抢救物品和药品。

（8）麻醉前嘱产妇排空膀胱。

（9）用平车或轮椅将产妇推至分娩镇痛室。

（10）置产妇于平卧位，定时进行胎心监护，观察无痛分娩前胎心有无异常。胎心良好，协助麻醉医生做心电监测，即刻开放静脉。

2.术后护理

（1）分娩镇痛结束后置产妇于半卧位，进行胎心监护，观察胎心有无异常。胎心良好，将产妇送回病房休息，嘱其正常进食及饮水。

（2）遵医嘱定时监测胎心。

（3）遵医嘱定时触诊宫缩，观察产程进展，注意有无镇痛影响宫缩而发生出血征象，发现异常时应立即通知医生。

（4）教会产妇使用麻醉镇痛泵，若发现不良反应，及时通知麻醉医生。

（5）第一产程末停止使用镇痛泵。

（6）产后4h督促产妇排尿，防止尿潴留的发生。

（三）健康指导

1.无痛分娩可避免子宫胎盘血流量减少，改善胎儿氧气供应。

2.无痛分娩可改善子宫收缩的失调，增加顺产的概率。

3.无痛分娩可避免因过度疼痛而导致的不必要的剖宫产。

4.清醒状态下合作的母亲有百分之百的参与感。

第三节　婴儿护理

一、新生儿护理要点

1.接生处理

新生儿出生后，迅速清除口、鼻分泌物，防止吸入性肺炎。即刻擦干新生儿皮肤给予保暖，胎脂过多可用消毒植物油轻轻擦除。

2.生后保暖

新生儿出生后保暖观察2h，2h后测体温，正常体温36～37℃。体温正常的新生儿可以进行洗浴。体温不升者用热水袋保温，水温为50℃，并做好保温期间体温的观察和护理，至体温恢复正常。

3.脐带处理

接生时常规结扎脐带，出生1h后检查脐带，如发现渗血，遵医嘱进行处理。12h后暴露脐带。

4.病室环境

正常的新生儿与母亲同住母婴同室病房。病室清洁，每天定时通风，温度22～24℃，湿度50%～70%为宜。新生儿有独立的婴儿床，床面不宜过软。经常检查清理，避免随意将物品放置在新生儿口、鼻处或胸部，以免影响呼吸。

5.喂养指导

（1）提倡母乳喂养，实行早接触、早吸吮。自然分娩的新生儿产后立即进行皮肤接触，早吸吮。剖宫产分娩的新生儿术后回母婴病房后立即进行皮肤接触及早吸吮，鼓励母亲按需哺乳。

（2）产后第1～2d，个别母亲泌乳量不足，可在充分吸吮母乳的情况下酌情采取人工补奶。

（3）有医源性指征无法哺乳时，给予配方奶，每3h喂1次，两顿奶之间喂水，水量为奶量的一半。异常儿可遵医嘱喂养。

（4）换尿布、洗浴等工作应在喂奶前进行，喂奶后应直立抱起并拍背，减少溢奶的发生。

（5）喂奶遵守从小量逐渐增加的原则，每日常规测量新生儿体重，了解营养状况。

6.日常护理

（1）每天测体温2次。

（2）每天洗浴1次，随时保持皮肤清洁。洗浴应在喂奶前进行，可避免洗浴中发生新生儿溢乳。

（3）每天洗浴前检查脐部，洗浴后用75%乙醇进行消毒脐带残端及脐周。注意保持脐部干燥，避免大小便的污染。

7.面部护理

（1）眼部　日常洗浴温水清洁即可。如分泌物多、有感染发生时，遵医嘱每天用抗生素眼药水给新生儿滴眼，操作中预防交叉感染。

（2）耳、鼻部　不可挖鼻腔和耳道。

（3）口腔　喂乳后喂少许温开水洗净口腔，每次喂乳后用温水清洗口周皮肤，保持皮肤清洁干燥。

8.大便后用温水清洗臀部，保持皮肤清洁干燥。局部涂抹鞣酸软膏等，预防红臀的发生。

9.预防接种

（1）乙肝疫苗　于新生儿出生后1d洗浴后肌内注射第1针（10μg），以后于1个月、6个月再次接种。

（2）卡介苗　出生后2～3d接种，预防肺结核。

（3）母亲患乙型肝炎，预防母婴传播，婴儿出生后24h内肌内注射乙肝免疫球蛋白（HBIG）200IU。

10.新生儿筛查　某些先天性代谢性疾病，如苯丙酮尿症（PKU）、先天性甲状腺功能减退可在新生儿期进行筛查。如在新生儿期开始治疗可取得良好的效果，治疗过晚对智力和体格发育影响严重。

二、早产儿护理要点

1.早产儿应与足月儿分室居住，根据早产儿的体重，调节室温或温箱的温度、湿度。病室内配备婴儿培养箱、远红外线保暖床、微量输液泵、吸引器及复苏抢救设备。保持室内清洁、舒适及安全。

2.病室用紫外线消毒1～2次/d，每次30min。每月空气培养1次，根据情况实施保护性隔离。入室人员更衣、换鞋，接触新生儿前洗手，避免交叉感染。

3.对患有呼吸道、消化道疾病的婴儿分室放置，并定期对病室进行消毒处理。

4.根据早产儿体重及病情、采取不同的保暖措施，体重低于2kg者，应尽早放置在婴儿培养箱保暖；体重大于2kg者，放置在婴儿保暖箱外保暖，体温维持在36.5～37.5℃。定时观察体重、体温的变化，发现异常及时通知医生。

5.出生体重在1.5kg以上而无发绀者，出生后2～4h喂10%的葡萄糖水2mL/kg。无呕吐者，可于6～8h喂奶。1.5kg以下或伴有发绀者，可适当延迟喂奶时间。喂乳量可根据婴儿消化及吸收功能而定，以不发生胃内潴留及呕吐为原则。最好母乳喂养，无法喂养者以配方奶为宜。吸吮无力或吞咽功能不良者，可用滴管或鼻饲喂养。必要时静脉输入营养液。喂奶后婴儿取右侧卧位，观察有无发绀、溢乳及呕吐现象。准确记录24h出入量。测体重1次/d。

6.早产儿有缺氧症状者给予氧气吸入，根据病情进行调节，若持续吸氧，吸氧时间原则上不超过3d，并在血气监测下吸氧。

7.出生后补充维生素K，预防出血症的发生。

8.加强口腔、皮肤及脐部的护理，脐带未脱落者可采用分段沐浴，脐带脱落后每日沐浴1～2次。严格执行消毒隔离制度。

9.出生后遵医嘱常规使用止血、维生素、激素等药物，必要时遵医嘱输血浆或全血。早产儿应及时给予保暖，预防硬肿症的发生。

第四节　妊娠期并发症孕妇护理

一、妊娠剧吐护理

【评估】

1.病情评估：

（1）生命体征。

（2）既往疾病及妊娠史。

（3）恶心、呕吐及进食的状况。

（4）精神状况。

（5）排尿情况及尿酮体检查结果。

（6）营养状况。

（7）体液不足程度。

2.对妊娠的认知程度及心理状态。

3.评估患者的自理能力及活动耐力程度。

【护理】

1.病情较重者嘱其卧床休息，保证充足的睡眠，提供生活护理，待病情改善后，鼓励患者下床活动，以助消化功能的恢复。

2.协助患者留取尿标本，进行尿酮体的检查。

3.呕吐严重时遵医嘱给予止吐药、镇静药、静脉补充能量及纠正酸中毒。定时观察患者血压、脉搏、皮肤的变化，发现异常及时通知医生。

4.消除可能引起呕吐的因素，及时倾倒呕吐物及排泄物、保持病室无异味、避免与其他呕吐患者同住等。

5.观察呕吐次数及量，遵医嘱记录出入量。

6.呕吐好转后给予清淡、易消化、富含营养和适合患者口味的饮食，少量多餐。

7.保持良好的口腔卫生，呕吐后协助漱口。

8.鼓励患者尽可能多下床活动，并逐渐增加活动量。

【健康指导】

1.妊娠反应属生理现象，要稳定情绪，树立信心，配合治疗。

2.讲解尿酮体检查的重要性，遵医嘱定期进行检查。

3.保持居室整洁、安静、空气新鲜，每天通风2次，每次30min。

4.保持良好心态，起床前可吃一些干的食物，如饼干等。两餐之间可食酸奶、果汁等。好转后尽量多吃高蛋白、高维生素、高热量的饮食，以促进胎儿的发育。

5.合理安排日常活动。

6.深呼吸及主动吞咽，以抑制呕吐反射。

7.保证睡眠，减少疲劳。

8.注意安全，防止摔伤。

二、妊娠期高血压疾病患者护理

【评估】

1.病情评估：

（1）生命体征。

（2）有无原发性高血压、头晕、头痛及抽搐症状。

（3）水肿程度。

（4）了解蛋白尿情况。

（5）胎儿状况。

2.对妊娠期高血压疾病的认知程度及心理承受能力。

3.自理能力。

【护理】

1.妊娠期高血压及轻度先兆子痫

（1）保证休息，睡眠时以左侧卧位为宜，必要时也可右侧卧位，避免平卧位。

（2）精神放松、心情愉快，有助于抑制妊娠高血压的发展。

（3）摄入足够的蛋白质、维生素、铁及钙剂，水肿时限制食盐摄入量。

（4）教会孕妇每天自数胎动。

（5）隔天协助孕妇测体重。

2.重度先兆子痫、子痫

（1）卧床休息，左侧卧位。保持病室安静，避免各种刺激。

（2）加床档、备好呼叫器、吸引器、氧气、开口器、产包、急救药物，如硫酸镁、葡萄糖酸钙等。

（3）定时监测血压、脉搏、呼吸、膝反射的变化，随时询问孕妇有无头晕、头痛、视物不清、目眩等自觉症状，症状明显时及时通知医生。

（4）观察胎动、胎心及子宫敏感性有无改变。

（5）重症者限制食盐入量，每天测体重，记录出入量、测尿蛋白，必要时测24h尿蛋白定量。

（6）硫酸镁的应用　遵医嘱用药，严格掌握用量及滴速，并密切观察不良反应。硫酸镁期间备好解毒的钙剂，如发生中毒现象，遵医嘱立即静脉推注10%的葡萄糖酸钙或氯化钙。

（7）子痫孕妇专人护理，保持呼吸道通畅，及时给予氧气吸入，用舌钳固定舌头以防咬伤唇、舌或发生舌后坠。孕妇取头低侧卧位，以防黏液吸入呼吸道或舌头阻塞呼吸道。未清醒前禁止给予口服药，防止误入呼吸道而导致吸入性肺炎。

（8）及时发现产兆，并做好母子抢救准备。如经治疗病情得以控制但仍未临产者，在孕妇清醒后24~48h内给予引产。子痫经药物控制后6~12h，终止妊娠。

3.妊娠期高血压疾病孕妇生产时及产后护理

（1）生产时护理

1）第一产程　监测孕妇的血压、脉搏、尿量、胎心及子宫收缩情况，以及有无自觉症状，血压升高及时通知医生。

2）第二产程　尽量缩短产程，避免产妇用力，初产妇可行会阴侧切并用产钳或胎吸助产。

3）第三产程　预防产后出血，在胎儿娩出前肩后遵医嘱立即推注催产素，及时娩出胎盘并按摩宫底。随时观察血压变化，倾听产妇主诉。

（2）产后护理

1）产褥期继续监测血压变化，产后48h内定时监测血压的变化，并进行记录。

2）为预防产后抽搐，产后48h内遵医嘱继续给予硫酸镁治疗，观察用药后子宫复旧情况，必要时遵医嘱使用缩宫剂，预防产后出血。

3）为产妇创造良好的休息环境。

4）鼓励产妇进高蛋白、高维生素、富含铁及钙、低盐的饮食。

【健康指导】

1.定期产前检查，讲解妊娠高血压疾病的相关知识。

2.向孕妇讲解保持良好心态和充足休息的重要性。

3.遵医嘱合理安排膳食，控制盐分的摄入。

4.讲明复查的重要性，如有不适及时就诊。

三、前置胎盘患者护理

【评估】

1.病情评估：

（1）生命体征。

（2）了解孕产史及个人健康史。

（3）阴道出血量。

（4）胎儿情况。

2.对前置胎盘的认知程度及心理承受能力。

3.自理能力。

【护理】

1.产前护理

（1）保证休息，减少刺激。

（2）观察阴道出血量，及时监测血压、脉搏、呼吸的变化。

（3）观察并记录孕妇血压、脉搏、阴道出血量、颜色、出血时间及一般状况。监测胎儿宫内状态。

（4）遵医嘱协助孕妇进行常规化验检查、交叉配血备用。

（5）遵医嘱给予孕妇口服硫酸亚铁、输血等，纠正贫血。

（6）鼓励孕妇进高蛋白、高维生素及富含铁的饮食，如动物肝脏、绿叶蔬菜及豆类等。

2.产后护理

（1）定时观察血压、脉搏的变化及阴道出血情况，发现异常及时通知医生。

（2）及时更换会阴垫，保持会阴清洁、干燥，预防感染。

（3）胎儿娩出后，遵医嘱使用宫缩剂，预防产后大出血。

【健康指导】

1.讲解绝对卧床、减少活动的重要意义。

2.讲解前置胎盘出血的症状及自我观察的要点。

3.遵医嘱随时监测胎儿情况，发生异常及时就诊。

四、胎盘早期剥离患者护理

【评估】

1.病情评估：

（1）生命体征。

（2）阴道出血量及颜色。

（3）腹痛程度、性质，子宫软硬度及宫底高度。

2.胎儿状况。

3.对胎盘早期剥离的认知程度及心理承受能力。

4.自理能力。

【护理】

1.绝对卧床休息，减少不必要的操作。

2.持续监测孕妇血压、脉搏、呼吸的变化，发现异常及时通知医生。

3.观察孕妇病情变化，及时发现并发症，并做好抢救准备。

4.迅速开放静脉通道，及时补充血容量（最好输入新鲜血液），纠正休克，改善孕妇一般状况。

5.密切监测胎儿状况。

6.一旦确诊，及时终止妊娠，并做好手术前的准备。

7.胎盘早剥分娩后易发生产后出血，遵医嘱及时给予宫缩药物。

8.预防产褥感染，及时更换消毒会阴垫。

9.产褥期鼓励产妇进食高蛋白、高维生素、富含铁的食物，以纠正贫血。

10.根据产妇具体情况，及时给予母乳喂养指导。

【健康指导】

1.向孕妇讲解胎盘早期剥离对于母婴的影响，使孕妇做好终止妊娠的心理准备。

2.产褥期应进营养丰富、易消化的饮食，积极纠正贫血。

3.预防产褥感染，保持会阴部清洁。

4.告知乳房护理的重要性，指导母乳喂养。

第五节　妊娠期合并症孕产妇护理

一、妊娠合并心脏病患者护理要点

【评估】

1.病情评估：

（1）孕产妇有无心脏病史及身体一般状况。

（2）孕产妇有无心力衰竭症状和体征。

（3）胎儿状况。

（4）孕产妇营养状况。

2.对心脏病的认知程度及心理承受能力。

3.自理能力。

【护理】

1.妊娠期护理

（1）从确定妊娠时即开始，定期进行产前检查，检查次数及间隔时间可按病情而定。

（2）评估孕妇心功能及胎儿情况，如心功能≥Ⅲ级，有早期心力衰竭表现应及时入院。无心力衰竭者一般在预产期前2周入院待产。

（3）鼓励孕妇摄入高蛋白、高维生素、富含钙及铁的食物，严格记录出入量。

（4）多食新鲜蔬菜、水果，保持大便通畅。

（5）限制食盐摄入量，一般少于5g/d，防止水肿的发生。

（6）预防感冒，保持口腔卫生，避免继发感染。

（7）指导孕妇及家属掌握护理技巧

1）如休息时心率＞110次/min，呼吸＞20次/min，同时伴有半夜胸痛、咳嗽、咳粉红色泡沫样痰等异常情况，应立即就诊。

2）观察胎动、胎心变化，发现异常及时就诊。

3）孕28周，每周体重不超过0.5kg，整个孕期增加体重＜11kg。

2.分娩期护理

（1）第一产程

1）根据病情定时监测产妇血压、脉搏、呼吸的变化。

2）嘱产妇左侧卧位，专人陪护。

3）运用呼吸及放松的技巧，缓解宫缩时的不适，必要时遵医嘱注射镇静药物。

4）观察产程进展情况及胎心的变化，发现异常立即通知医生，并做好剖宫产的准备。

（2）第二产程

1）专人陪护，给予精神上的支持与鼓励。

2）嘱产妇不要用力屏气。宫口开全后应尽量缩短第二产程，在严密监测下做好阴道助产及新生儿急救的准备。

3）给予产妇持续氧气吸入。

4）持续监测血压、脉搏、呼吸的变化，并观察宫缩及胎心情况。

（3）第三产程

1）胎儿娩出后立即在产妇腹部压沙袋（1～2kg）并包扎持续24h，以防负压骤减而诱发心力衰竭。

2）若宫缩欠佳，遵医嘱注射催产素，禁用麦角新碱。

3）遵医嘱皮下注射吗啡，观察血压、脉搏、子宫收缩情况，防止心力衰竭。

4）预防产后出血，子宫收缩不良者可给予按摩或遵医嘱使用催产素。

5）第三产程后，在产房观察4h再回病房。

3.产褥期护理

（1）定时监测产妇血压、脉搏的变化，心功能Ⅲ～Ⅳ级者，遵医嘱进行监测。

（2）24h内绝对卧床休息，根据心功能恢复情况，制订休息与活动计划，预防血栓形成。

（3）遵医嘱使用抗生素，至产后1周。

（4）合理饮食，预防便秘。

【健康指导】

1.妊娠合并心脏病可继续妊娠者，应严格产前检查，如有不适应及时就诊。

2.指导孕妇左侧卧位。

3.遵医嘱调整饮食，防止便秘。

4.保持心情愉快，防止情绪过度紧张或激动。

5.讲解心脏病相关知识及产前、产后的保健措施。

6.根据心功能状况，遵医嘱进行婴儿哺乳。

7.遵医嘱严格避孕。

二、妊娠合并糖尿病患者护理

【评估】

1.病情评估：

（1）既往有无糖尿病家族史。

（2）既往有无其他疾病。

（3）血糖控制情况。

（4）胎儿状况。

（5）营养状况。

2.对糖尿病的认知程度及心理承受能力。

3.自理能力。

【护理】

1.妊娠糖尿病护理

（1）孕妇应合理控制饮食热量，均衡摄入蛋白质、碳水化合物和脂肪，同时补充维生素、钙、铁，多食蔬菜及豆制品。

（2）遵医嘱应用胰岛素，用药期间观察有无酮症酸中毒和血糖的异常变化。

（3）定时监测胎儿状况。

（4）注意个人卫生，预防感染。

（5）协助孕妇做好血糖的监测。

（6）针对不同类型糖尿病患者进行个体化的健康教育。

（7）减少和预防远期2型糖尿病的发生。

2.分娩期护理

（1）专人陪伴分娩，提供心理支持，鼓励进食，保证热量供应，防止低血糖的发生，促进产程进展。

（2）定时监测产程进展及胎儿情况，若胎心异常或宫缩刺激试验（CST）出现晚期减速，立即通知医生。

（3）做好术前患者、助产器械及新生儿急救的准备。

（4）当出现终止妊娠指征时，遵医嘱协助终止妊娠。

（5）遵医嘱对剖宫产孕妇术前注射地塞米松，以促进胎儿肺泡表面活性物质的产生，促进胎肺成熟，减少新生儿呼吸窘迫综合征的发生。

3.产褥期护理

（1）产后24 h遵医嘱应用调整后的胰岛素，并继续监测血糖变化，以防低血糖休克的发生。

（2）保持腹部及会阴部伤口清洁，预防产褥感染，遵医嘱使用抗生素。

（3）重症糖尿病产妇不宜哺乳，轻者可母乳喂养。

4.糖尿病婴儿护理

（1）按早产儿护理要点。

（2）预防新生儿低血糖的发生。

（3）出生后每1 h喂10%葡萄糖液每次10 mL，及时母乳喂养并监测24 h血糖变化，必要时静脉给予葡萄糖，防止低血糖的发生。

【健康指导】

1.鼓励轻型糖尿病的产妇母乳喂养。

2.教会产妇加强产褥期保健的方法。

3.遵医嘱食糖尿病饮食。

4.做好婴儿的护理，发现异常及时就诊。

三、妊娠合并急性病毒性肝炎患者护理

【评估】

1.病情评估:

(1)有无乏力、食欲减退、厌油腻、恶心、呕吐、腹胀等消化道症状。

(2)有无肝区疼痛的临床表现。

(3)黄疸程度及有无肝性脑病的先兆。

(4)有无肝臭气味。

(5)营养状况。

2.对合并病毒性肝炎的认知程度及心理承受能力。

3.自理能力。

【护理】

1.妊娠期护理

(1)注意休息,每日保证9h的睡眠,避免劳累。

(2)鼓励孕妇加强营养,补充蛋白质、葡萄糖及维生素B、维生素C、维生素K等。

(3)多吃新鲜蔬菜、水果,保持大便通畅。

(4)遵医嘱应用保肝药物,避免使用对肝脏有损害的药物。

(5)定期产前检查。

(6)向孕妇及其家属讲解肝炎对母婴的影响及消毒隔离的重要性,解除孕妇的顾虑及自卑心理。

(7)对合并重症肝炎的孕妇,积极预防和治疗肝性脑病

1)限制蛋白质的摄入。

2)减少和抑制肠道有毒物质的吸收,遵医嘱给予孕妇口服新霉素抑制肠道内的大肠埃希菌。改变肠道内酸碱度,抑制肠道内氨的吸收,严禁肥皂水灌肠,必要时用醋灌肠。

3)有昏迷前驱症状的孕妇,为改善大脑功能,遵医嘱给予降氨药物。

4)观察重症孕妇有无凝血机制障碍或弥散性血管内凝血的先兆。肝素治疗时,观察有无出血倾向。

2.分娩期护理

(1)产妇安置于隔离待产室,观察产程进展及生命体征的变化,为产妇提供心理

支持。

（2）观察孕妇出血及凝血情况，遵医嘱临产前1周开始服用维生素K，临产前备好新鲜血。

（3）为减少孕妇的体力消耗，必要时给予阴道助产，缩短第二产程。

（4）遵医嘱应用催产素，防止宫缩乏力及产后出血。

（5）产程中及产后遵医嘱应用对肝脏损害小的抗生素，预防交叉感染，以免诱发肝性脑病。

（6）接产时防止产道损伤及新生儿产伤、窒息、羊水吸入等，以减少母婴传染。

（7）所用物品必须严格消毒。

3.产褥期护理

（1）遵医嘱选用对肝脏损害小的抗生素，预防和控制感染。

（2）观察子宫收缩及恶露情况，预防产后出血。

（3）根据产妇乙肝血清学检查结果，决定婴儿喂养方式，教会产妇喂养的知识及技能。

（4）产后回奶不能用增加肝脏负担的雄激素，可冲服生麦芽或用芒硝外敷乳房回奶。

（5）新生儿隔离4周，注射乙肝疫苗或高效价乙肝免疫球蛋白。

【健康指导】

1.嘱产妇保证充足的营养，避免疲劳。

2.落实避孕措施，以免再次怀孕。

3.保持良好心态，促进健康。

四、妊娠合并急、慢性肾盂肾炎患者护理

【评估】

1.了解孕妇合并急、慢性肾盂肾炎的原因。

2.病情评估：

（1）生命体征。

（2）有无腰痛、下肢水肿、乏力等症状。

（3）了解孕妇尿液检查结果。

（4）营养状况。

（5）胎儿状况。

3.对肾盂肾炎的认知程度及心理承受能力。

4.自理能力。

【护理】

1.针对孕妇的异常心态，及时给予疏导。

2.嘱孕妇卧床休息，孕中期多采取左侧卧位，必要时在生活上给予帮助。

3.观察孕妇血压、脉搏、体温及病情的变化。

4.保持外阴清洁，预防泌尿系统感染的发生。

5.鼓励孕妇多饮水，尿量宜保持在2000 mL/d以上，并做好尿液性质及尿量的观察。

6.协助孕妇正确留取尿标本（清洁中段尿）并及时送检。

7.遵医嘱给予抗感染治疗。

8.指导孕妇左右轮流侧卧，以减少子宫对输尿管的压迫，促进尿液引流通畅。

9.指导孕妇进高热量、高维生素、易消化、低盐的饮食。

10.监测胎儿状况。

【健康指导】

1.嘱孕妇多饮水，保证足够的排尿量。

2.遵医嘱继续抗感染治疗。

3.指导进营养丰富的饮食，以保证机体的需要。

第六节　分娩期并发症孕妇护理

一、胎膜早破孕妇护理

【评估】

1.病情评估：

（1）生命体征。

（2）在胎膜早破前有无咳嗽等症状。

（3）破膜时间。

（4）破膜时羊水自阴道流出的量及性状。

（5）胎儿状况。

2.对胎膜早破的认知程度及心理承受能力。

3.自理能力。

【护理】

1.嘱孕妇卧床休息，听胎心，观察宫缩，做好孕妇的心理护理。

2.先露如臀或头位且未入盆者应抬高床尾，以免脐带脱出影响胎儿血液循环引起胎儿死亡。去产房时用平车推送。若胎儿头部已入盆，胎头固定者可下地活动。

3.观察阴道流出液的形状、颜色、气味等，如混有胎粪的羊水流出，则是胎儿宫内缺氧的表现，应立即吸氧，胎心监护，通知医生，尽快终止妊娠。

4.破水12h仍未临产者，遵医嘱给予抗生素预防感染。若妊娠36周以上者，可终止妊娠。妊娠36周以下胎儿较小，孕妇全身情况较好者可在抗生素预防感染下采用期待疗法等待足月妊娠。

5.监测感染征象　每天测体温、脉搏4次，查白细胞及分类、C反应蛋白。

6.定时监测胎儿生命体征及有无感染症状。

7.鼓励孕妇进营养丰富的饮食。

8.定时冲洗外阴，预防产褥感染。

【健康指导】

1.讲解体位的重要性，保证胎儿的安全。

2.讲解绝对卧床的意义。

3.讲解自数胎动的重要性。

4.保持乐观的情绪。

5.保持外阴清洁，预防感染的发生。

二、产后出血产妇护理

【评估】

1.病情评估：

（1）生命体征及有无休克先兆。

（2）阴道出血量、性质及颜色。

（3）有无难产、产伤及产程延长等情况。

（4）了解产妇既往疾病史。

（5）了解既往有无产科疾病、人工流产及产后出血史。

2.对产后出血的认知程度及心理承受能力。

3.自理能力。

【护理】

1.定时监测血压、心率、脉搏、呼吸的变化，做好随时抢救的准备。

2.观察产后阴道出血量、子宫收缩及会阴伤口情况，若产后2h出血量≥400mL或24h出血量≥500mL，立即通知医生。

3.观察产妇有无休克早期征象，如口渴、心悸、打哈欠等。

4.督促产妇及时排空膀胱，必要时留置尿管，以免影响宫缩而致产后出血。

5.准确记录出血量，如阴道出血较多，子宫收缩乏力时，遵医嘱给予宫缩药，并按摩子宫，促进宫腔积血的排出，或用艾卷灸脐部，针刺合谷、三阴交，促进子宫收缩。

6.失血较多者，遵医嘱及时补充血容量，避免休克的发生。

7.遵医嘱给予抗生素，预防感染的发生。

8.加强产妇会阴护理，预防交叉感染。

9.加强产后营养的补充，积极纠正贫血。

10.指导产妇早期开奶，早哺乳，有助于刺激子宫收缩，减少出血量。

11.鼓励产妇在病情允许的情况下，适当增加活动量，提高自理能力。

【健康指导】

1.进高蛋白、高维生素、营养丰富的饮食，积极纠正贫血。

2.按需母乳喂养，促进子宫的收缩。

3.注意外阴部清洁，预防交叉感染。

4.遵医嘱制订活动计划，促进机体的康复。

三、羊水栓塞孕妇护理

【评估】

1.病情评估：

（1）生命体征。

（2）胎膜破裂后，有无突然出现呼吸困难、发绀等循环衰竭症状。

（3）是否存在阴道持续性出血。

（4）全身皮肤黏膜是否有出血点及瘀斑。

（5）有无烦躁、寒战等症状。

2．对羊水栓塞的认知程度及心理承受能力。

3．自理能力。

【护理】

1．根据病情变化，及时备好抢救物品及药品。

2．定时监测血压、心率、脉搏、呼吸的变化，呼吸困难者协助半卧位，加压给氧并做好气管插管或气管切开的准备。

3．积极抢救休克，纠正缺氧，补充血容量，维持体液平衡。

4．开放静脉，遵医嘱给予药物治疗。

5．观察子宫出血情况，准确记录出血量。如出血量大，立即通知医生，并遵医嘱及时补充血容量。

6．持续心电监护，留置尿管记录尿量。注意观察心力衰竭、肾衰竭症状。

【健康指导】

1．进高蛋白、高维生素、易消化的饮食，积极纠正贫血。

2．为产妇制订产褥期的休养计划。

3．母乳喂养并做好乳房护理。

四、胎儿窘迫及新生儿窒息护理

【评估】

1．病情评估：

（1）生命体征。

（2）产妇的年龄及生育史。

（3）本次妊娠经过。

（4）是否患有内科系统疾病。

（5）通过B超了解胎儿、脐带、胎盘等状况。

2．对胎儿窘迫及新生儿窒息的认知程度及心理承受能力。

3.自理能力。

【护理】

1.定时监测胎心、胎动变化，如发现胎心＞160次/min或＜120次/min，胎心弱或胎动频繁时表示胎儿有明显缺氧，嘱产妇左侧卧位，给予氧气吸入，并立即通知医生。

2.若产妇高位破膜，应抬高臀部，防止脐带脱垂。

3.宫口开全者应尽快结束分娩。

4.及时观察阴道流出物的性质及量，如发现羊水黄绿，或混有胎粪短期内不能分娩者，即刻剖宫产终止妊娠。

5.遵医嘱及病情，尽快做好术前准备。

6.做好抢救新生儿药品及物品、新生儿复苏的准备。

7.积极配合医生纠正新生儿窘迫，清理呼吸道、刺激呼吸、吸氧、纠正酸中毒，必要时体外心脏按压。

8.在抢救的同时做好新生儿保暖、遵医嘱补液、预防感染及颅内出血。

9.当胎儿不能挽回时，应做好产妇面对现实的心理准备。

【健康指导】

1.合理搭配饮食，保证营养，促进机体的康复。

2.母乳喂养的方法。

3.制订产后活动计划，保持健康心态。

第二十一章　小儿科疾病患者护理

第一节　小儿营养性疾病护理

一、维生素 A 缺乏症患儿护理

【评估】

1.病情评估：

（1）生命体征。

（2）暗适应差、夜盲症、干眼、角膜溃疡或失明等眼部症状。

（3）皮肤黏膜、呼吸道、消化道及泌尿道有无感染。

（4）智力发育有无迟缓。

2.家长对维生素 A 缺乏的认知程度及心理承受能力。

3.患儿自理能力。

【护理】

1.观察眼部及皮肤黏膜的变化。

2.双眼滴入消毒鱼肝油，缓解眼干燥症。滴入0.25％氯霉素眼药水或涂0.5％的红霉素眼药膏，预防继发感染。做眼部护理时应动作轻柔，切勿压迫眼球，防止角膜溃疡穿孔，虹膜脱出而引起失明。

3.保持皮肤清洁。

4.合理喂养，提倡母乳喂养，避免单纯以淀粉类食物喂养患儿。及时添加辅食，供给富含维生素A的食物。

5.轻症给予维生素A口服，重症给予维生素A水溶制剂口服或肌内注射，也可用维生素AD制剂深部肌内注射，病情好转后改口服，并逐渐减量。

【健康指导】

1.讲解合理喂养知识，注意给患儿补充富含维生素A的食物。

2.遵医嘱应用维生素A的剂量，避免维生素A中毒。

3.早产儿宜早给浓缩鱼肝油或维生素AD口服制剂。

二、维生素 A 中毒患儿护理

【评估】

1.病情评估：

（1）生命体征。

（2）有无头痛、呕吐等颅内压增高的急性中毒症状，有无慢性中毒的骨骼及皮肤症状。

2.家长对维生素A中毒的认知程度及心理承受能力。

3.患儿自理能力。

【护理】

1.定时观察患儿意识、瞳孔、心率、呼吸频率、节律及血压的变化，发现异常及时报告医生。

2.保持患儿安静，避免哭闹，必要时遵医嘱给予镇静及降颅内压药物。

3.保持大便通畅，减少用力，避免颅内压增高。

4.观察患儿有无因慢性中毒而致的骨骼系统及皮肤黏膜的改变。

5.避免一次大量摄入鲨鱼、鳕鱼或大比目鱼的肝脏，避免摄入富含维生素A的食物。

6.立即停服维生素A制剂。

【健康指导】

1.讲解合理喂养的知识。

2.介绍治疗和预防维生素A缺乏症的相关知识及遵医嘱补充维生素A的重要性。

三、维生素 D 缺乏症患儿护理

【评估】

1.病情评估：

（1）生命体征。

（2）有无烦躁、夜啼、多汗、枕秃等神经兴奋性增高的表现，有无方颅、肋骨串珠、漏斗胸、郝氏沟、"O"形腿或"X"形腿等骨骼病变，有无乏力、肌张力降低、蛙腹、运动功能发育落后等情况，有无免疫力低下的表现。

（3）有无热惊厥、手足搐搦、喉痉挛、呼吸困难等临床表现。

2.家长对维生素D缺乏的认知程度及心理承受能力。

3.患儿反应能力。

【护理】

1.观察手足搐搦症患儿有无呼吸困难的症状，防止窒息的发生。免疫力低下者，应加强生命体征的观察。

2.对有佝偻病临床表现的患儿，增加日光照射，避免长时间的坐、站、走，以免发生骨骼畸形。鼓励做俯卧、抬头、展胸动作，下肢可做肌肉按摩，以矫正畸形，动作轻柔，避免发生骨折。

3.出现惊厥或喉痉挛的患儿应立即给予吸氧，保持呼吸道通畅，控制惊厥或喉痉挛。遵医嘱用10%水合氯醛保留灌肠或注射镇静药物。

4.合理喂养，提倡母乳喂养，或喂哺维生素D强化牛奶或奶粉，及时添加辅食。乳母应加强营养，多晒太阳，加服维生素D和钙剂。

5.维生素D缺乏的佝偻病者以口服维生素D为主，病情好转后改为维生素D预防量。有合并症的佝偻病者或无法口服者可先肌内注射维生素D_3，2~3个月后再口服预防量。

6.维生素D缺乏手足搐搦症者静脉补充钙剂时，稀释后缓慢静脉注射（10min以上），避免血钙骤升而发生呕吐，甚至心跳骤停。静脉注射时，勿漏出血管外，一旦漏出，局部可冷敷或用硫酸镁湿敷。钙剂不可皮下或肌内注射，以免造成局部坏死。

7.惊厥反复发作时可静脉注射钙剂，惊厥停止后改为口服钙剂。轻症手足搐搦患儿可用10%氯化钙加入糖水稀释服用，症状控制后可按维生素D缺乏性佝偻病补充维生素D。

【健康指导】

1.乳母在哺乳期间应加强营养，多晒太阳，加服维生素D和钙剂。

2.婴儿出生后2周，开始服用预防量维生素D 400 IU/d至2周岁。早产儿前3个月内，预防量应加倍。

3.钙剂口服应稀释，并注意勿与牛奶混用。

4.将患儿带至户外多晒太阳，夏季可在阴凉处，尽量多暴露皮肤；冬季在室内活动时应开窗，日光照射时间从10min逐渐延长至2h。

四、维生素D中毒患儿护理

【评估】

1.病情评估：

（1）生命体征。

（2）有无厌食、恶心、呕吐、倦怠、烦躁不安、低热等症状。

（3）有无惊厥、血压升高、心律不齐、烦渴、尿频、夜尿、脱水等中毒的临床表现。

（4）了解尿液检查有无蛋白质、红细胞、管型等。

2.家长对维生素D中毒的认知程度及心理承受能力。

3.患儿自理能力。

【护理】

1.嘱患儿卧床休息，减少活动，定时观察神志、心律、血压的变化。

2.重症患儿观察有无惊厥、血压升高、心律不齐、烦渴、尿频、夜尿或慢性肾衰竭等症状。

3.避免摄入富含维生素D的饮食，血钙过高应限制钙盐的摄入。

4.遵医嘱停服维生素D。

5.血钙过高者，遵医嘱给予药物加速其排泄。

【健康指导】

嘱家长遵医嘱按剂量使用维生素D。

五、锌缺乏症患儿护理

【评估】

1.病情评估：

（1）生命体征。

（2）有无厌食、异食癖等消化功能减退症状及生长发育落后现象。

（3）是否感染，有无智能发育延迟，或有无地图舌、反复口腔溃疡等症状。

2.家长对锌缺乏的认知程度及心理承受能力。

3.患儿反应能力。

【护理】

1.口服补锌最好在饭前1~2h，促进吸收。若有恶心、呕吐、腹泻等胃肠道不良反应，可在饭后服用。

2.鼓励进食富含锌的动物性食物，全胃肠道外静脉营养遵医嘱补锌。

3.保持口腔清洁，口腔护理1~2次/d，防止口腔溃疡的发生。

4.每天定时进行户外活动，增强机体抵抗力。

【健康指导】

1.每天遵医嘱补锌，预防锌中毒。

2.提倡母乳喂养，初乳含锌丰富，人乳锌吸收率较牛乳高。

3.平衡膳食，多食蛋黄、瘦肉、鱼、坚果类等含锌丰富的食物。

4.早产儿、人工喂养、营养不良、长期腹泻、大面积烧伤等，应遵医嘱补锌。

六、锌中毒患儿护理

【评估】

1.病情评估：

（1）生命体征。

（2）有无恶心、呕吐、胃部不适等消化道刺激症状及脱水、电解质紊乱、贫血、生长迟缓等。

2.家长对锌中毒的认知程度及心理承受能力。

3.患儿自理能力。

【护理】

1.定期测量各项生长发育的指标，观察生长发育的情况。

2.鼓励患儿少量多次饮水，保证机体对水的需要量。

3.给予高热量、高维生素、易消化的饮食，少量多餐，维持机体生长发育对营养的需求。

4.遵医嘱停止补锌。

5.遵医嘱给予对症处理的药物。

【健康指导】

嘱家长遵医嘱按剂量给予患儿补锌。

七、碘缺乏患儿护理

【评估】

1.病情评估：

（1）生命体征。

（2）新生儿期有无甲状腺功能减退，儿童和青春期有无地方性甲状腺肿、地方性甲状腺功能减退症及言语和听觉障碍状。

（3）有无长期轻度缺碘所出现的亚临床型甲状腺功能减退症。

2.家长对碘缺乏的认知程度及心理承受能力。

3.患儿反应能力。

【护理】

1.甲状腺肿大者，呼吸困难时及时给予氧气吸入。

2.观察患儿有无动作迟缓、智力低下、表情淡漠、反应迟钝、嗜睡、怕冷、声音低哑及不爱活动等。

3.鼓励患儿多与其他人交谈，减少孤独感。

4.避免做有危险的动作，防止受伤。

5.鼓励患儿多活动，刺激肠蠕动，防止便秘的发生。

6.烹饪时应采用碘化食盐，鼓励多吃富含碘的食物。

7.由于缺碘而引起的弥漫性重度甲状腺肿大且病程短者，遵医嘱应用复方碘溶液或碘化钾（钠），长期大量应用者，注意有无甲亢的发生。

8.甲状腺功能减低者，遵医嘱药物治疗，从小剂量开始，每1～2周增加剂量1次，直至临床症状改善，血清T_4和TSH正常后作为维持量使用，需终身治疗。用量不足时，患儿身高增长及骨骼生长迟缓；用量过大则可引起烦躁、多汗、消瘦、腹痛和腹泻等症状。

【健康指导】

1.讲解每天遵医嘱补碘的重要性。

2.多食碘化食盐，鼓励多吃海带等富含碘的食物，避免食萝卜、大豆、甘蓝菜、卷心菜等阻碍甲状腺激素合成的食物。

3.碘油肌内注射，其作用大约维持5年。

第二节　消化系统疾病患儿护理

一、消化性溃疡患儿护理

【评估】

1.病情评估：

（1）生命体征。

（2）腹痛的部位、性质及与进食的关系，有无嗳气、泛酸、上腹饱胀、恶心、呕吐等症状。

2.家长对消化性溃疡病的认知程度及心理承受能力。

3.患儿自理能力。

【护理】

1.定时监测意识状态、血压、脉搏、呼吸的变化。

2.观察腹痛的部位、性质、程度及与进食的关系，及是否伴随其他消化系统的症状。

3.新生儿及婴幼儿急性消化性溃疡，要注意呕血、便血量的观察，发现异常立即通知医生。

4.腹痛症状严重，大便隐血阳性的溃疡活动期患者，嘱其卧床休息。

5.节律性腹部疼痛的患儿，可在疼痛前服用抗酸性食物或嘱其深呼吸、听音乐等分散其注意力。

6.根据病情遵医嘱给予药物治疗，注意观察药物疗效及不良反应。

7.给予高蛋白、高维生素、高热量、易消化的饮食，禁食刺激性食物。

8.急性大出血、上腹痛严重和呕吐者暂禁食，出血缓解时给予流质或半流质饮食，少量多餐，避免空腹，进餐有规律，维持正常消化活动的节律。

【健康指导】

1.讲解消化性溃疡的相关知识，养成规律的生活及饮食习惯，减少溃疡的诱因。

2.遵医嘱服用抗酸制剂和相应胃黏膜保护性药物，禁用对胃肠道有刺激性的药物。

二、婴幼儿腹泻患儿护理

【评估】

1.病情评估：

（1）生命体征。

（2）有无发热、呕吐、腹胀、腹痛、里急后重等症状。

（3）腹泻开始时间，大便性状、颜色、次数、量、气味及化验检查结果。

2.家长对婴幼儿腹泻的认知程度及心理承受能力。

3.患儿自理能力。

【护理】

1.定时监测患儿意识状态、血压、心率、呼吸、体温、皮肤弹性、黏膜是否干燥、眼窝凹陷程度、四肢末梢循环及尿量等。

2.准确记录大小便及呕吐的次数、量、颜色及性状。

3.对肠道感染性腹泻的患儿，做好床边隔离，防止交叉感染。

4.对高热者给予降温处理，擦干汗液，及时更换衣物。

5.加强口腔护理，预防鹅口疮的发生。

6.加强臀部皮肤护理，防止红臀的发生。

7.勤翻身变换体位，腹胀者给予腹部热敷或肛门排气。

8.遵医嘱给予抗生素，以及调节消化道功能、收敛、止泻的药物，注意观察药物疗效及不良反应。

9.轻度脱水者遵医嘱给予口服补液，口服补液的盐用温开水溶解，4～6h内少量、多次服完。

10.腹泻脱水患儿除严重呕吐者暂禁食4～6h（不禁水）外，均应继续进食；母乳喂养者继续哺乳，暂停辅食；人工喂养者，可喂米汤，少量多次。腹泻停止后，给予营养丰富、易消化的饮食。

【健康指导】

1.讲解婴幼儿腹泻的相关知识，指导家长掌握正确的喂养知识。

2.注意饮食卫生及食具的消毒。

3.教育患儿饭前、便后洗手。

4.气候变化时注意防止受凉或过热，夏季多饮水。

5.及时治疗营养不良、佝偻病等，适当进行户外活动。

6.遵医嘱应用抗生素，避免长期口服广谱抗生素而引起肠道菌群失调。

第三节　呼吸系统疾病患儿护理

一、急性上呼吸道感染患儿护理

【评估】

1.病情评估：

（1）生命体征。

（2）有无鼻塞、气促、咳嗽，咽部有无充血和疱疹，扁桃体及颈部淋巴结是否肿大，有无皮疹、腹痛及支气管、肺组织受累的表现。

2.家长对急性呼吸道感染的认知程度及心理承受能力。

3.患儿自理能力。

【护理】

1.急性期嘱患儿卧床休息，恢复期可适当活动。

2.定时监测体温，高热者，给予物理或药物降温。有高热惊厥史的患儿，体温超过38℃时，及时给予降温，降温后及时复测体温。

3.保持呼吸道通畅，及时清除鼻腔及咽喉部分泌物。鼻塞严重时，遵医嘱给予滴鼻药物。鼓励患儿咳嗽、排痰，痰液黏稠者，遵医嘱给予雾化吸入。

4.保证患儿摄入充足的水分，饮食给予高热量、高维生素、易消化的流食或半流食，必要时遵医嘱静脉补充营养和水分。

5.摄入充足的水分以协助降温和排出毒素。饮食给予高热量、高维生素、易消化的流食或半流食，必要时遵医嘱静脉补充营养和水分。

6.注意观察药物疗效及不良反应。

7.保持口腔清洁，温盐水漱口2次/d。

8.保持皮肤清洁，及时更换汗湿衣服，促进舒适。

【健康指导】

1.讲解预防上呼吸道感染的知识及护理要点。

2.鼓励母乳喂养，保证患儿充足的水分摄入。

3.多进行户外活动，增强机体抵抗力。根据天气变化，及时增减衣服，避免过热或过冷。

4.呼吸道疾病流行期间，避免出入公共场所，减少感染机会。

二、肺炎患儿护理

【评估】

1.病情评估：

（1）生命体征。

（2）有无发热、咳嗽、气促、端坐呼吸、鼻翼翕动、三凹征、唇周发绀及肺部啰音等症状和体征。

（3）胸部X线及外周血液检查结果。

2.家长对肺炎的认知程度及心理承受能力。

3.患儿自理能力。

【护理】

1.嘱患儿卧床休息，定时测量体温。高热者，给予物理或药物降温，防止高热惊厥的发生。

2.观察咳嗽程度，以及有无气促、鼻翼翕动、三凹征和口周发绀症状，有低氧血症、呼吸困难者，给予氧气吸入。

3.保持呼吸道通畅，及时清除呼吸道分泌物。

4.指导患儿有效咳嗽，协助患儿排痰，痰液黏稠或不易咳出者，给予雾化吸入。严重喘憋者取半卧位，遵医嘱给予支气管解痉药物。

5.保持皮肤清洁，及时更换衣服。保持口腔清洁，用温水漱口。

6.给予易消化、营养丰富的流质或半流质饮食，少食多餐，鼓励患儿多饮水，保证液体的摄入量。

7.哺喂时应耐心，防止呛咳。呛咳明显者，可给予鼻饲或静脉营养。

8.遵医嘱给予抗生素治疗，注意观察药物疗效及不良反应。

【健康指导】

1.讲解肺炎的相关知识及护理要点，定时测量体温。

2.根据病情适当进行户外活动，注意保暖，避免受凉，适当增减衣服。

三、支气管哮喘患儿护理

【评估】

1.病情评估：

（1）生命体征。

（2）呼吸频率、节律、深浅度。

（3）患儿体位。

（4）胸部X线检查、肺功能测定及血气分析的结果。

（5）以往治疗史。

2.家长对支气管哮喘的认知程度及心理承受能力。

3.患儿自理能力。

【护理】

1.保持呼吸道通畅，取坐位或半卧位，缺氧者给予低流量氧气吸入，氧浓度不宜超过40%。对痰多而无力咳出者，及时给予吸痰。

2.哮喘症状明显者，遵医嘱给予支气管扩张剂和肾上腺皮质激素。

3.观察β2受体激动剂、氨茶碱、肾上腺皮质激素药物的疗效及不良反应。

4.遵医嘱给予抗生素，注意观察药物疗效及不良反应。

5.保证患儿摄入足够的水分，给予高热量、高维生素、易消化的饮食。

【健康指导】

1.讲解哮喘发作的诱因，避免接触过敏原，去除诱因。

2.教会患儿及家长辨认哮喘发作的早期征象、发作表现及适当的处理方法。

3.正确、安全用药。

第四节 心血管系统疾病患儿护理

一、先天性心脏病患儿护理

【评估】

1.病情评估：

（1）生命体征。

（2）有无乏力、气促、多汗、喂养困难，哭闹时是否出现暂时发绀或发绀加重等。

2.家长对先天性心脏病的认知程度及心理承受能力。

3.患儿自理能力。

【护理】

1.心功能不全的患儿，取半坐位，绝对卧床休息。恢复期，可逐渐增加活动量。

2.定时监测患儿血压、呼吸、脉搏节律及强弱的变化，发现异常及时通知医生。

3.呼吸困难者给予氧气吸入，鼻导管法吸氧 1～3 L/min，面罩吸氧 5～8 L/min。

4.注意静脉输液控制在 10～15 滴/min，必要时使用输液泵控制滴速。

5.服用洋地黄药物后，注意观察药物疗效及不良反应，发现异常立即通知医生。

6.准确记录 24 h 出入量，尿量小于 500 mL 时，及时通知医生。水肿者每日清晨空腹测体重。

7.给予高蛋白、高热量、高维生素、易消化的饮食，少量多餐。出现发绀时，可休息片刻或给予吸氧治疗，必要时给予鼻饲。有水肿者限制水、钠的摄入量。

8.保持大便通畅，3 d 无大便者给予通便。

【健康指导】

1.讲解先天性心脏病的相关知识，遵医嘱服用洋地黄药物。

2.合理安排作息时间，避免剧烈活动和哭闹，保证充足睡眠。

3.注意天气变化，随时增减衣服，防止感染。

4.合理喂养患儿，增强体质，为手术做准备。

二、病毒性心肌炎患儿护理

【评估】

1.病情评估：

（1）生命体征。

（2）有无头晕、心悸、乏力、胸闷、胸前区不适等症状。

2.家长对病毒性心肌炎的认知程度及心理承受能力。

3.患儿自理能力。

【护理】

1.定时监测患儿心率、脉搏的变化，必要时实施心电监护。

2.嘱患儿卧床休息至热退后3～4周，病情基本平稳后，逐渐增加活动量。

3.遵医嘱给予营养心肌药物，注意观察药物疗效及不良反应。

4.需较长时间静脉输液时，可选用静脉留置针，以保证药物治疗的疗程。

5.保持大小便通畅，防止便秘。

6.给予高热量、高蛋白、高维生素、清淡、易消化的饮食，少量多餐，多食新鲜蔬菜及水果。

【健康指导】

1.讲解心肌炎的相关知识，遵医嘱服药治疗。

2.根据心功能情况，逐渐增加活动量，病初6个月内避免剧烈活动。

3.合理安排作息时间，保证充足睡眠。

4.增强机体抵抗力，预防上呼吸道感染。

三、服用洋地黄药物的护理

1.服用洋地黄药物前数脉搏1 min，儿童脉搏低于60次/min或大于100次/min，婴儿脉搏低于80次/min或大于160次/min应停药，并通知医生。

2.口服洋地黄药物时，剂量要准确，若为地高辛水剂药物时，可用1 mL注射器抽取再吸少许空气去掉针头直接口服，避免与其他药物同时服用，若服用维生素C间隔时间应大于30 min以免影响洋地黄的治疗效果。

3.应用利尿药物时，应熟悉利尿药物的药理作用，注意水、电解质平衡，防止因低钾而引起药物的毒性反应。

4.药物疗效的观察 观察患儿心音是否有力、脉搏是否减慢、脉搏搏动是否增强、呼吸是否平稳，口唇、指甲发绀是否好转等。

5.药物中毒反应的观察

（1）胃肠道反应，如食欲减退、恶心、呕吐、腹泻等。

（2）神经反应，如头晕、嗜睡、黄视、复视等。

（3）心血管反应，如房室传导阻滞、房性及室性早搏、室性心动过速、室颤等心律失常。

参考文献

[1]姜安丽.21世纪护理教育发展现状及我国护理教育面临的挑战和发展策略[J].解放军护理杂志,2004,(12):1-3+51.

[2]张银华,袁群,易霞,等.护理本科生对护理技能教学与临床护理实践差异的认知研究[J].全科护理,2015,13(21):2122-2123.

[3]罗先武,姜小鹰.护理技能教学与临床护理差异原因分析与对策[J].护理学报,2006,(10):68-70.

[4]丁洪琼,谭严.护理专业人才现状分析[J].护理研究,2013,27(30):3329-3331.

[5]邓伟,马小琴.浙江省5家三级甲等综合医院护理技能临床执行频率及重要性的调查分析[J].护理学报,2015,22(19):31-35.

[6]何晓璐,谭小燕,唐英姿,等.基础护理技术临床应用情况调查分析[J].齐鲁护理杂志,2012,18(24):50-51.

[7]章莉丽,俞申妹,冯佳.优质护理病房护理员规范化管理的实践和体会[J].护理与康复,2013,12(11):1072-1074.[8]陈杭健,陈京立,李玉玲.护理专业实习生对临床能力培养的需求研究[J].中华护理教育,2014,11(07):485-488.

[8]申莉,张振香,张春慧,等.护理学专业本科生临床能力评价与临床期望的研究[J].护理研究,2011,25(35):3223-3224.

[9]戴玉英,陈增良,沈清,等.护理专业构建以实践技能为核心的课程体系研究与实践[J].中国高等医学教育,2006,(01):94-96.

[10]姜小鹰,高骥.高等护理教育与临床实践衔接的影响因素与对策[J].中国护理管理,2009,9(01):12-16.

[11]陈红宇,付沫,陈艳,张凤琴,高早琼,范植荣.临床基础护理落实现状调查分析与策略应对[J].护理学杂志,2010,25(21):7-10.

[12]吴清香,范爱飞,丁小容,等.肿瘤患者对PICC护理门诊需求的调查分析[J].中华

护理杂志，2008，（11）:1034－1036.

［13］任道琼. PICC护理专科门诊的建设与管理［J］. 中国护理管理，2013，13（S1）:141－
142.